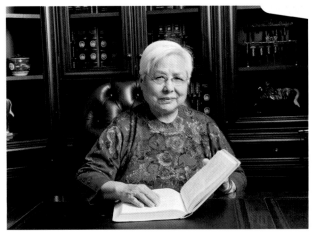

鲁淑娥

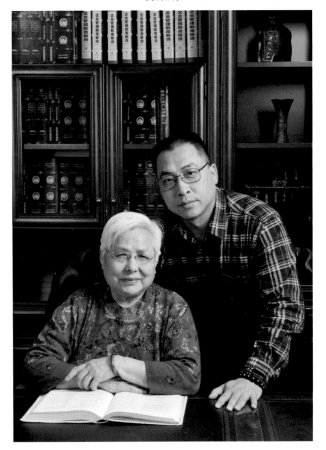

鲁淑娥与幼子马军

# 鲁氏腹部推拿疗法

## 第 2 版

王民集　鲁淑娥　主编

河南科学技术出版社

·郑州·

图书在版编目（CIP）数据

鲁氏腹部推拿疗法/王民集，鲁淑娥主编 . —2 版 . —郑州：河南
科学技术出版社，2022.1
ISBN 978-7-5725-0389-4

Ⅰ.①鲁…　Ⅱ.①王…②鲁…　Ⅲ.①推拿　Ⅳ.①R244.13

中国版本图书馆 CIP 数据核字（2021）第 145722 号

出版发行：河南科学技术出版社
　　　　　地址：郑州市郑东新区祥盛街 27 号　　邮编：450016
　　　　　电话：（0371）65737028　65788629
　　　　　网址：www.hnstp.cn
策划编辑：吴　沛　张　翼
责任编辑：张　翼
责任校对：董静云
封面设计：张　伟
版式设计：栾亚平
责任印制：朱　飞
印　　刷：河南博雅彩印有限公司
经　　销：全国新华书店
开　　本：720 mm×1 020 mm　1/16　印张：13　字数：250 千字
版　　次：2022 年 1 月第 2 版　　2022 年 1 月 1 次印刷
定　　价：59.80 元

# 《鲁氏腹部推拿疗法》编写人员名单

主　编　王民集　鲁淑娥

副主编　马　军　胡　斌　张帅州　王　飞　周　斌　李君芳

编　者　(以姓氏笔画为序)

马　军　王　飞　王　凯　王　玲

王民集　王国萍　王和平　王慧君

王慧萍　李大娟　李君芳　吴　平

张帅州　周　斌　胡　斌　曹新诚

曹燕萍　常贵斌　鲁淑娥

# 序

    鲁氏腹部推拿疗法源于中原河洛之地，始于清代中晚期，代代相传，造福人类。河南中医药大学王民集教授潜心研究鲁氏腹部推拿疗法多年，在临床应用中用此疗法救治无数病人，皆获良效，深受病人的爱戴和好评。为了使更多的医务人员掌握此疗法，解除更多病人的病痛，2010 年年初，王民集教授在繁忙的工作之余，认真总结研究，主编了《鲁氏腹部推拿疗法》一书。该书一经问世，即得到业界同仁的高度赞扬，供不应求。

    为了使鲁氏腹部推拿疗法得以推广应用，王民集教授带领团队多次在全国各地及国外举办鲁氏腹部推拿培训班，并在北京、郑州、洛阳等地开设鲁氏腹部推拿门诊，其精湛的医术被病人广为传颂，好评如潮。

    王民集教授在实践中学习，在应用中创新，不断探索，及时总结，经过九年的修改和增补，《鲁氏腹部推拿疗法》第二版成功问世。第二版中增补了很多新理论和新手法，将使鲁氏腹部推拿疗法更易被广大医务人员掌握和使用。我深信新书的出版将使这一珍贵的疗法发扬光大，造福更多的病人。

河南中医药大学原校长　郑玉玲

2019 年 7 月 25 日于郑州

鲁氏腹部推拿疗法

高强

中华人民共和国原卫生部部长　高强题词

腹部推拿疗法独特

鲁氏秘传代代承接

造福人类世世喜悦

二千二十年 张磊题

河南省卫生厅原副厅长　国医大师张磊题词

探究千古經絡奧秘

彰顯魯氏腹推神奇

己丑年王民集題

# 前　言

　　鲁氏腹部推拿发源于河南洛阳老城东关新街的鲁家，起始于清代中晚期，在家族内部秘传，至今已有六代，是中原地区中医养生保健文化中的一个独特分支，是河南本土推拿的重要流派。

　　鲁淑娥先生是鲁氏腹部推拿疗法的重要传承者和奠基人之一。她与幼子马军（第五代传人）均为高级按摩师，为我省推拿界的知名人物。她曾受聘于河南省中医药研究院附属医院，现为郑州中州国际饭店推拿养生堂"特聘技术顾问"。

　　鲁氏腹部推拿俗称"揉肚""揉腹"，是推拿疗法中的一个重要组成部分，是以操作者的双手在被施术者的腹部运用推、拿、点、揉、掏、按、扒、晃等特定的技法，对气血瘀滞、肝肾亏虚、实满、寒热、积滞等病因造成的脏腑功能失调或亚健康状态进行针对性的推拿，祛除脏腑瘀滞，具有调整阴阳、调理脏腑、健脾益肾、疏通气血、通经活络、镇静止痛、消除疲劳、增强体质、延年益寿、抗衰老及美容健身的作用。鲁氏腹部推拿既具有提高人体免疫力、增强体质、未病先治、多病同治的功效，又有预防和治疗内、外、妇、儿等科疾病的作用。

鲁氏腹部推拿不会影响人体正常生理功能，是无创伤、无痛苦的绿色保健疗法。在人们日益重视自身保健的今天，鲁氏腹部推拿疗法一定会受到越来越多人的欢迎。

鲁氏腹部推拿疗法已被洛阳市人民政府列入非物质文化遗产保护项目（鲁淑娥为第四代代表性传承人；马军为第五代代表性传承人，文件号：洛文广新〔2010〕108号 2010年4月15日）。

在本书的编写过程中，宋海伦、宋江伟协助拍摄照片，在此表示感谢。由于我们水平有限，可能存在不足之处，敬请同道和广大读者不吝赐教，以便不断改正和提高。

王民集

2009年11月10日

# 目　录

# 第一章　腹部推拿疗法概论

## 第一节　腹部推拿发展史

祖国医学已有数千年的悠久历史，它总结了中华民族与疾病做斗争的宝贵经验，内容丰富。推拿是祖国医学文化遗产中的一个重要组成部分。推拿又称"按摩"，是人类最古老的一种医治方法，又是一门年轻而又有发展前途的医疗科学。从有人类开始，人们为了求得生存，就要不断地从事劳动，并与自然界各种不利因素做斗争，艰巨的劳动使损伤和疾病成为人们生活中的主要威胁。在实践中人们逐渐发现，按摩能使疼痛减轻或消失，在此基础上人们逐渐认识了推拿对人体的治疗作用。

自从人类认识到推拿的作用以后，就有目的地把它运用于医疗实践，并不断加以总结，逐渐形成了推拿的治疗体系。我国这一体系的形成是在两千多年前的先秦和两汉时期，当时有两部医学巨著，即《黄帝内经》和《黄帝岐伯·按摩十卷》。这两部书第一次完整地建立了中医学的理论体系，确立了推拿作为一门医疗方法是中医学的一个重要组成部分。《素问·异法方宜论篇》曰："中央者，其地平以湿，天地所以生万物也众。其民食杂而不劳，故其病多痿厥寒热，其治宜导引按跷。故导引按跷者，亦从中央出也。"这里的"中央"即我国的中部地区，相当于今河南洛阳地区。在《金匮要略》中已经有关于"膏摩"的记载。由此可见，我国在秦汉以前，推拿疗法已被普遍应用。

鲁氏腹部推拿，发源于河南洛阳老城东关新街的鲁家，起始于清代中晚期（十九世纪四五十年代），经历了清代中晚期至民国初年的初始期、形成期；民国期间的成熟期；新中国成立至"文化大革命"初的新生期、转折期，"文化大革命"期间的冷落期、沉寂期；现今的重生期。鲁氏腹部推拿在家族内部秘传，至今已有六代，是中原地区中医养生保健文化中一个独特的分支，是河南本土推拿的一个重要流派。鲁氏腹部推拿人员比较分散，并且一般都是以个体为单位，在洛阳地区掌握鲁氏腹部推拿手法的人也很少。经过普查，鲁氏腹部推拿在洛阳传承五代，至今已有一百多年的历史。

鲁氏腹部推拿在鲁家的历史已无文字记载，仅凭人们口头相传。据鲁氏腹部推拿第四代传人鲁淑娥讲："第三代传人鲁玉珍（鲁淑娥的姑姑）说'鲁氏腹部推拿的手法是爷爷鲁元吉传下来的'。"在十九世纪四五十年代，鲁元吉继承家传，以行医为业，游方行医于河洛各地。但当时社会动荡，民不聊生，百姓非常痛苦。鲁元吉发现有不少病人无钱买药治病，于是他就用腹部推拿之法为病人解除痛苦。后来，鲁元吉弃医从商，应酬连连，腹疾不适，便将此术传于妻子和家里其他的人治病保健。他们夫妻便是鲁氏腹部推拿的第一代传人。鲁元吉夫妇将此技术传于儿子鲁广德和儿媳鲁杨氏（杨玲），鲁广德夫妇便是鲁氏腹部推拿的第二代传人。随后，鲁广德夫妇又将此技术传给了自己的儿子鲁金铨和女儿鲁玉珍，鲁金铨和鲁玉珍是鲁氏腹部推拿的第三代传人。鲁玉珍出嫁以后，在其婆家开设推拿门诊，号"鲁氏妇孺推拿"，受当时封建思想和社会风气影响，只治妇女儿童，地址在洛阳老城东华街王家老宅，今洛阳中州东路青年宫下坡处与太平街交叉口的西南角。由于鲁氏腹部推拿技术精湛，口碑颇佳，一时间病人盈门。鲁玉珍又将此术传给女儿王兰芬和侄女鲁淑贞、鲁淑娥（鲁金铨的两个女儿）。

新中国成立初期，由于鲁家家庭成分不好，历次运动颇受冲击，"鲁氏妇孺推拿"门诊被迫关闭。鲁淑娥嫁到郑州，将此技术带到了郑州。在她工作之余，仍为一些熟人进行保健治疗，得到广大群众的好评。

1969年6月，王民集先生前往洛阳，拜鲁玉珍老先生为师，研习鲁氏腹部推拿。他于1974年考入河南中医学院（今河南中医药大学），毕业后留校从事教学、科研和临床工作至今。现任河南中医药大学教授、主任中医师、硕士研究生导师，兼任中国医疗保健国际交流促进会中老年保健专业委员会针灸专业副理事长，中华医学研究会首席专家，中国特效医术专业委员会中医针灸专业主任委员，中国疑难病研究协会专家技术委员，中国疑难病研究协会第二届客座教授，中国医疗保健国际交流促进会中老年保健专业委员会专家委员，中国针灸学会耳穴诊治专业委员会常务理事，《中国医药导报》杂志社特约专家，《中华现代中医学杂志》专家编辑委员会常务编委，河南省针灸学会常务理事，河南中医药大学针灸学基础研究所所长。

王兰芬、鲁淑贞、鲁淑娥、王民集为鲁氏腹部推拿的第四代传人。鲁淑娥又将此技术传于她的幼子马军、儿媳王玲、鲁静萍、王和平、王爱云、马慧君、王森林，王民集将此术传于徒弟张帅州、胡斌、王飞、周斌。

其中鲁淑娥、马军均为高级按摩师，2003年被河南省中医药研究院以"特殊技术人才"聘用，专门开设"腹病推拿科"。2005年又被郑州中州国际饭店推拿养生堂聘为业务顾问兼临床工作。马军、王玲、鲁静萍、王和平、王爱云、张帅州、马慧君、王森林、胡斌、王飞、周斌为鲁氏腹部推拿第五代传人。

2003 年，鲁淑娥、马军先后将技术传给了王凯、王国萍、王慧君、王慧萍、邸改玲、郭秀梅、冯建霞、王博、贾蓓蓓。他们现分别在郑州、北京专门开设"鲁氏腹部推拿"门诊。由于技术精湛，深受广大病患的欢迎。王凯、王国萍、王慧君、王慧萍、邸改玲、郭秀梅、冯建霞、王博、贾蓓蓓为鲁氏腹部推拿的第六代传人。

鲁氏腹部推拿俗称"揉肚""揉腹"，是推拿疗法中的一个重要组成部分，是以操作者的双手在被施术者的腹部运用推、拿、点、揉、掏、按、扒、晃等特定的技法，对气血瘀滞、肝肾亏虚、实满、寒热、积滞等病因造成的脏腑功能失调而引起的亚健康状态进行针对性的推拿，以祛除脏腑瘀滞，达到调整阴阳、调理脏腑、健脾益肾、疏通气血、通经活络、镇静止痛、消除疲劳、增强体质、延年益寿、抗衰老及美容瘦身的作用。鲁氏腹部推拿具有提高人体免疫功能，增强体质，未病先治、多病同治的功效，同时又有预防和治疗诸病的作用，如慢性肠胃病（慢性胃炎、慢性肠炎、便秘、腹泻等）、妇科杂症（慢性盆腔炎、月经不调等）、男科疾病等慢性疾病。

鲁氏腹部推拿疗法不会影响人体正常生理功能，是无创伤、无痛苦的绿色保健疗法。在人们日益重视自身保健的今天，鲁氏腹部推拿一定会受到越来越多人的欢迎。

# 第二节　鲁氏腹部推拿的机制

腹部是人体的一个重要部分。在腹腔内聚集了人体许多重要的内脏器官，人生命活动中的许多功能都是依靠这些器官的正常生理活动运转的。此外，人体还有更为完善的功能调节系统，使人体的各个器官、系统活动直接或间接地在调节系统的控制下进行，使人体对内外环境的变化产生相应的反馈，保证人体内部与周围环境之间的协调统一，维持人体生命活动的正常进行。

祖国医学认为人体的腹部不仅包括了内脏中许多重要的器官，而且腹部还分布着许多经脉，为输布人体全身的气血、内联外达提供了较广的途径。人体脏腑的募穴，又称腹募，是审查症候、诊断疾病的重要部位。《难经·六十七难》曰："阳病行阴，故令募在阴。"《素问·阴阳应象大论篇》又言："阳病治阴。"说明治六腑病症多取募穴，如胃病取中脘，大肠病取天枢，膀胱病取中极等。滑伯仁《难经本义》曰："阴阳经络，气相交贯，脏腑腹背，气相通应。"这说明脏腑之气与俞募穴是相互贯通的。当脏腑发生病变时，常在相应的俞募穴出现疼痛或过敏等病理反应。因此，临床上可通过观察、触扪募穴处的异常变化，诊断相应脏腑的疾病，还可以按摩胸、腹部的募穴来治疗相应的脏腑疾病。

日本汉方医学还把腹诊发展成一种特有的诊病手段。天数道明甚至提出"外感证以脉诊为主，内伤病以腹诊为主"的主张。曲直濑道三认为："腹者有生之本，百病皆根于此。"因此。腹部推拿治疗内脏疾病或慢性全身性疾病具有脏腑最集中、经络分布最多、途径最短等特点。

腹部推拿，古人多称之为揉腹，唐代大医学家孙思邈所著的《千金方》曰："每食讫，以手摩面及腹，令津液通流；食毕，当行步蹰躇，计使中数里来；行毕，使人以粉摩腹上数百遍，则食易消，大益人，令人能饮食，无百病。"明代高濂所著《遵生八笺》中亦有"食后徐徐行百步，两手摩胁并腹肚"的描述。这都是古人养生、保健的宝贵经验。

腹部有人体的胃、肠、肝、脾、肾、膀胱等重要脏器，这些器官正常与否，直接影响到人的健康与寿命。所以古人十分重视脾胃保健，认为摩腹之法能通和上下、分理阴阳、充实五脏、驱外感之诸邪、消内生之百症。现代医学也认为，揉腹能使胃肠及腹部的肌肉强健，促进血液和淋巴液的循环，有益于健康长寿。

人体的脐带是胎儿从母体摄入养分、营养物质的通道。"脐"是初生儿脐带脱落后遗留的一个瘢痕样组织，但它是不是一个一般的瘢痕组织呢？我们认为，"脐"的存在并不是孤立的，而是与整个机体和脏腑器官从功能上一直保持着某种形式上的特殊联系的。在胎儿时期，脐带是胎儿生长摄取营养的唯一途径，也是母子之间信息相通最重要的途径。当胎儿发育成熟后经母体自然分娩产出，故有"瓜熟蒂落"的说法。因此古人又称"脐"为"命蒂"。胎儿出生后，脐带脱落，原来的联系形式已不存在，但实际上它不过是换了另一种形式继续存在着与整个机体的联系。正如古井氏所说："已经发育成熟的成人经络，就包含着自从发生到完成个体之间的各种分化、退化、变化的一切历史过程。所以像韧带，从其已经退化而看作没有价值了，这是个错误。不过换了个目的活着。"脐部是一个有独特解剖结构和独特作用的、整体的一个相对独立的部分，它与整体有着广泛性联系，因此"脐"就是一个全息胚。因此，笔者认为，"脐"（神阙）为经络之总枢，经气之汇海，通过冲、任、督、带四脉而统属全身经络，联系五脏六腑。在正常情况下，任、督、冲、带经气相通，阴阳相济，调节各脏腑、经脉的正常生理活动。若各部分气血阴阳发生病理改变，通过腹部推按神阙穴来调整任、督、冲、带的功能，可达到"阴平阳秘，精神乃治"的目的。

# 第三节　腹部推拿的特点

腹部推拿是在中医推拿学理论和现代医学理论的指导下，阐述和研究运用腹部推拿手法和功法训练防治疾病的有效方法。

## 一、腹部推拿手法的基本特点

腹部推拿手法是以操作者的手或者适当运用操作者肢体的其他部分，在受治者的腹部做规范性的动作，来达到防治疾病的目的。这些作用于病人腹部的规范性动作，称为腹部推拿手法。其具体操作形式有多种，包括用手指、手掌、腕部直接在病人体表通过功力作用于特定部位或经络腧穴而产生作用。这还包含多个相关联的概念的内涵要素：①手法操作以医学理论为指导，以防病治病为目的；②手法操作是在受治者的腹部，不需要切开腹部后导入的手法，是一种无创的自然疗法。

## 二、腹部推拿的理论内涵

中医推拿是中医外治法之一，虽不同于药物，但其基本理论也是以中医基础理论为依据的，如阴阳五行、脏腑经络、气血津液等。腹部推拿是以手法在腹部操作，并配合运动肢体手法为特点，故在基础理论中，经络腧穴是重要的组成部分。经络学作为推拿学的重要理论基础，与经络学中的"皮部"和"经筋"密切相关。推拿学不但重视传统的腧穴，而且还重视一些在十四经穴以外具有自身特色的穴位，如呈面状穴、线状穴的天河水、三关、六腑、五经穴、板门等。

在现代推拿学的临床治疗中，在治疗不同系统疾病时应用的理论有一种多元现象。如在治疗内科、妇科疾病时，采用中医脏腑学说、经络学说等理论；在治疗儿科疾病时，则是以小儿推拿的特定穴位、小儿推拿复式手法等独特的理论指导的。

## 三、腹部推拿的临床特点

腹部推拿是以适应范围广泛、禁忌证严格为特点的。腹部推拿的治疗范围与腹部推拿的手法密切相关。手法所产生的治疗效果是由手法的作用原理所决定的。腹部推拿的治疗范围广泛并不是说每一种病症使用推拿均有良好的效果。当不同疾病出现同一病理变化，手法作用能产生治疗效果时，临床症状就能改善甚至消除。可是，当同一种疾病在不同时期，如果手法不能改善这个时期的病理变化时治疗就无效。因此，手法的临床应用，要根据不同疾病及其不同的病理阶段，把握好手法能产生的主治、辅助、参与等不同作用，进行针对性的治疗；对无效或者有害的结果，要尽量避免或禁用。

腹部推拿作为一种自然疗法，没有药物的毒副作用，更是一种无创疗法。然而其毕竟是一种将外力作用于人体的疗法，如果操作不当、病人体位不合适或者精神过度紧张，就会出现一些异常情况，被称为推拿意外。推拿意外的避免需要推拿医生提高自身的理论基础和医疗技能；提高诊断的正确率，避免误诊、漏诊；提高手法的正确性和安全性；在治疗时要选择恰当的体位。

鉴于腹部推拿的上述特点，学习腹部推拿有两个环节。一是学习和掌握中医学的理论基础，以及现代科学理论和技术。二是刻苦学习手法和进行功法锻炼，熟练掌握手法的基本技能和临床应用。腹部推拿是一种技巧，它是力的运用与技巧的完美结合。严格地说，不讲究技巧的简单动作不能称之为手法。手法的技巧是关键，而力量则是发挥技巧的基础，两者缺一不可。因此，要想成为一名称职的推拿人员，不但要掌握力的技巧，还要注意体力的锻炼，体力的锻炼就是练功。必须经过一段较长时间的艰苦的手法训练和练功，之后再经过不断的临床实践，推拿医生才能在治疗疾病时游刃有余。

# 第二章　腹部解剖

## 第一节　前腹壁表面解剖

### 一、前腹壁表面标志（图2-1-1）

在腹壁上、下界可以摸到的骨性标志主要有剑突、肋弓、髂嵴、髂前上棘、耻骨结节、耻骨联合。在腹前正中线的深部有白线。白线的中部有脐。脐的位置相当于第3、4腰椎之间的高度。白线两侧为腹直肌。腹肌发达者，当腹肌收缩时，在脐上方可见到由腹直肌腱划形成的横行浅沟。

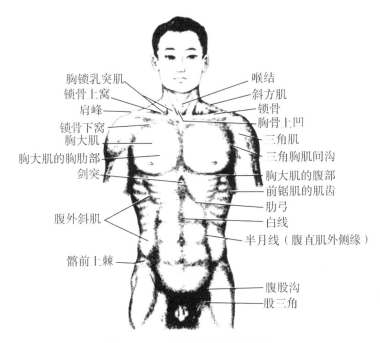

胸锁乳突肌
锁骨上窝
肩峰
锁骨下窝
胸大肌
胸大肌的胸肋部
剑突
腹外斜肌
髂前上棘

喉结
斜方肌
锁骨
胸骨上凹
三角肌
三角胸肌间沟
胸大肌的腹部
前锯肌的肌齿
肋弓
白线
半月线（腹直肌外侧缘）
腹股沟
股三角

图2-1-1　腹部骨性及肌性标志

## 二、前腹壁表面

腹壁上界为胸骨的剑突、肋弓，下界依次为耻骨联合上缘、耻骨结节、腹股沟韧带和髂嵴，两侧界为腋中线。腹部根据常规的方法可分为九个区（图2-1-2）：腹上区、脐区、腹下区、右季肋区、右腹外侧区、右髂区、左季肋区、左腹外侧区、左髂区。

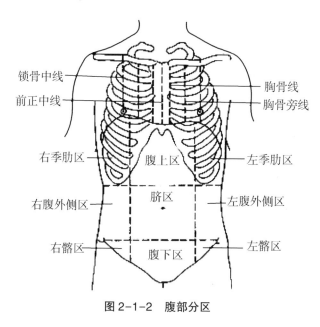

图2-1-2　腹部分区

# 第二节　腹部的形状和脏器的体表投影

## 一、腹部的外形

正常成年人仰卧时，腹部对称而平坦。在一些肥胖的人中，腹部多呈圆形凸出；在一些老年人或身体偏瘦的人中，腹部会稍向里凹一些。这些变化多与年龄、性别、发育、营养有关，并不能说是异常。

## 二、腹内脏器的位置及其体表投影（图2-2-1）

**（一）腹膜腔内脏器**

1. 肝

（1）位置、毗邻：肝大部分位于右季肋区和腹上区，小部分位于左季肋区。左、右肋弓之间的部分与腹前壁相贴。肝的上面借膈与右肋膈隐窝、右肺底和心脏的下面相邻，肝的脏面与右侧肾上腺、右肾、十二指肠上部、结肠右曲和胃小弯相邻（图 2-2-1）。

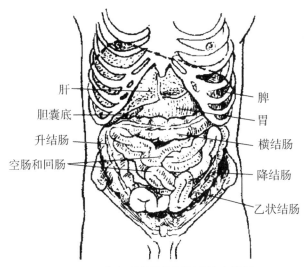

图 2-2-1　腹内脏器的位置及其体表投影

（2）肝脏的体表投影：①上界：右侧腋中线起自第 7 肋，继续斜向左上方至右锁骨中线处于第 5 肋，向左经胸剑联合至左锁骨中线相当于第 5 肋间隙。②下界：右侧腋中线处起自第 10 肋，继续沿右侧肋弓下缘向左，至右第 8、9 肋软骨接合处，离开肋弓向左上，经胸剑联合与脐连线的上、中 1/3 交界处，再至左上抵达上界止点。成人肝脏下界在右锁骨中线不超过肋弓下缘，在剑突下 2~3 cm 处与腹前壁相接触。小儿肝脏相对较大，下界在右锁骨中线可低于肋弓，但一般不超过 2 cm。

2. 胆囊和胆总管

（1）胆囊：位于肝脏的胆囊窝内，其上面借疏松结缔组织与肝相连，可与肝随呼吸上下移动。胆囊的下面有腹膜覆盖。胆囊的下后方为十二指肠上部及横结肠，左邻胃幽门部，右为结肠右曲，胆囊底朝前贴腹前壁。其体表投影相当于右锁骨中线或右腹直肌外缘与右肋弓的交点处。

（2）胆总管：长 7~8 cm，直径 0.6~0.8 cm。依其行程可分为 4 段，各段的毗邻如下：

1）十二指肠上段：位于肝十二指肠韧带右缘，其左侧为肝固有动脉，左后方是肝门静脉，后有网膜孔。

2）十二指肠后段：位于十二指肠上部的后方，向下方行于下腔静脉的前方及肝门静脉的右侧。

3）胰腺段：此段多由胰头后方经过，位于十二指肠降部与胰头之间的胆总管沟内，被一薄层胰腺组织覆盖。

4）十二指肠壁内段：此段长 1.5~2 cm，斜穿十二指肠降部中段后内侧壁，末端与胰管汇合后形成较大肝胰壶腹，开口于十二指肠大乳头。在肝胰壶腹、胆总管和胰管的末端有增厚的环形平滑肌，即肝胰壶腹括约肌。

3. 脾　脾位于左季肋区深部，在胃底与膈之间。其上缘相当于第 9 肋高度，下缘相当于第 11 肋高度，长轴与第 10 肋方向一致。正常情况下，在肋弓下不能触及，但脾大时，可在肋弓下触及，巨脾可在脐下。脾的外侧面与膈接触，内侧面凹陷，有血管、淋巴管及神经等出入的脾门，此处与胰尾邻接。脾的前上方邻接胃，后下方与左侧肾上腺及左肾相邻，下方尚与结肠左曲相接（图 2-2-1）。

4. 胃　胃在中等充盈时，大部分在左季肋区，小部分在腹上区。胃的前壁前方左侧为膈，右侧邻接肝左叶的下面，其余部分与腹前壁相接触。胃后壁隔网膜囊与胰、左侧肾上腺、左肾、横结肠及其系膜等相邻，这些器官合称为胃床。因胰与胃后壁关系密切，故胃后壁溃疡易与胰粘连，有时可穿入胰腺中，成为穿透性溃疡。

胃的贲门和幽门位置较固定，贲门在第 11 胸椎左侧水平，幽门在第 1 腰椎右侧距中线 2 cm 处，幽门有时可降至第 3 腰椎水平。幽门与十二指肠相接处的表面，有一环形沟，内有幽门前静脉通过，是手术时鉴别胃与十二指肠的标志（图 2-2-1）。

5. 十二指肠

（1）十二指肠上部：平第 1 腰椎高度。其上方为网膜孔和肝十二指肠韧带，下方为胰头；前方为肝方叶和胆囊，后方紧贴肝门静脉、胆总管和胃十二指肠动脉。

（2）十二指肠降部：位于第 1~3 腰椎右侧的腹膜后，属腹膜外位。其前方有横结肠及其系膜跨过，后方有右肾及右输尿管上端，外侧邻升结肠，内侧紧贴胰头右缘，后内侧有胆总管的胰腺段下行。

（3）十二指肠水平部：约平第 3 腰椎向左行，属腹膜外位，后邻右输尿管、下腔静脉、脊柱和腹主动脉，前方有横结肠和肠系膜上血管，上缘紧贴胰头和胰颈，下方有空肠袢和肠系膜。

（4）十二指肠升部：由第 3 腰椎左侧上升至第 2 腰椎左侧，急转弯向左前下形成十二指肠空肠曲。位于十二指肠空肠曲左缘与横结肠系膜根下方的腹膜皱襞，称十二指肠悬韧带，临床称之为 Treitz 韧带，是手术时确认空肠起始部的标志。

6. 空肠和回肠 空肠和回肠占据结肠下区的大部分。二者之间无明显界线，通常近侧的 2/5 为空肠，远侧的 3/5 为回肠。空肠大部分位于腹腔的左上部，小部分位于左髂窝。回肠大部分位于脐部和腹腔的右下部，小部分位于盆腔。空肠和回肠前邻大网膜，后邻后腹壁（包括腹膜后间隙的众多结构）。

7. 盲肠和阑尾

（1）盲肠：一般在右髂窝。小儿盲肠的位置较高，随着年龄的增长而下降。盲肠后隔壁腹膜与髂腰肌相邻，外侧为右结肠旁沟，内侧连于回肠末端及其系膜，前面常被大网膜覆盖并与右髂区的腹壁相对应。

（2）阑尾：根部附于盲肠下端的后内侧壁。阑尾的位置可因盲肠的位置而异，但盲肠壁上的三条结肠带在阑尾根部汇聚，是阑尾手术时寻找阑尾的重要标志。阑尾根部的体表投影为脐与右髂前上棘连线的中、外 1/3 交界处，即麦氏点（McBurney 点），有炎症时，此处常有明显压痛与反跳痛。由于位置的变化，有时压痛点也可出现在两侧髂前上棘连线的中、右 1/3 交界处（Lanz 点，即兰茨氏点）。阑尾末端位置不恒定，常见的有回肠前位、盆位、盲肠后位、回肠后位和盲肠下位。

8. 结肠 结肠可分为升结肠、横结肠、降结肠和乙状结肠（图 2-2-1）。

（1）升结肠：长 12~20 cm，其后面邻腰大肌和右肾，上升至肝右叶下方，向右弯成结肠右曲，移行为横结肠。结肠右曲位于右肾与肝之间，其内上方有十二指肠降部和胆囊底。

（2）横结肠：长 40~50 cm，在结肠右曲和左曲之间。其后方以横结肠系膜附着于右肾、十二指肠及胰腺的前面，上方有胃，下方续连大网膜。

（3）降结肠：长 25~30 cm，自结肠左曲向下至左髂嵴水平续乙状结肠，其后方毗邻与升结肠相似。

（4）乙状结肠：自左髂嵴处沿左髂窝呈"乙"字形弯曲，跨过左髂外血管、睾丸（卵巢）血管和左输尿管后降入盆腔，至第 3 骶椎高度续于直肠。乙状结肠借系膜固定于盆后壁。其系膜较长，活动性较大，可降至盆腔，也可移至右下腹。

**（二）腹膜后间隙内脏器**

腹膜后间隙内脏器除含有大量的疏松结缔组织和脂肪外，尚有十二指肠、胰、肾、肾上腺、输尿管等结构。

1. 十二指肠 十二指肠占据了腹膜后间隙的中部，相当于第 1 腰椎到第 3 腰椎的前方，在胰中部上缘腹腔干及其分支向前走行并有静脉、神经丛和淋巴管等伴行。在胰下缘与十二指肠之间，有肠系膜上动脉、静脉、神经丛和淋巴组织等。在十二指肠水平部之下有肠系膜下动脉、静脉、神经丛和淋巴组织等。

2. 胰　胰位于网膜囊的后方，横过第 1、2 腰椎前方。其在腹前壁的体表投影：上缘约平脐上 10 cm，下缘约平脐上 5 cm。

胰头的上、右、下三面被十二指肠环抱，前面被横结肠系膜根分为上、下两部，后面有胆总管并借疏松结缔组织与下腔静脉、右肾静脉等相邻。胰颈位于幽门部的后下方，其上方有胆总管，后面有肠系膜上静脉通过，并在此处与脾静脉汇合为肝门静脉的起始部。胰体横于第 1 腰椎体前方，其前面隔网膜囊与胃相邻。胰体后方有腹主动脉、脾静脉、左肾、左肾蒂等，上缘与腹腔干和腹腔丛相邻，脾动脉亦沿其上缘向左走行，下缘与十二指肠空肠曲和空肠相邻。胰尾下方与结肠左曲相邻，后面有左侧肾上腺、左肾、脾动脉、静脉自胰体上缘和后面转至其前面，并与胰尾并行至脾门。

3. 肾　肾位于脊柱两侧，在腹膜后紧贴于腹后壁，左肾上端平第 11 胸椎下缘，下端平第 2 腰椎下缘；右肾略低于左肾，上端平第 12 胸椎，下端平第 3 腰椎。

两肾上端均接肾上腺，共同由肾筋膜包绕，二者之间隔以疏松结缔组织，当肾下垂时，肾上腺并不随其下降。肾前方的毗邻左、右不同。左侧肾上端邻胃后壁，前下部有结肠左曲，中部有胰横过肾门前方；右侧肾前上部为肝右叶，前下部为结肠右曲，内侧为十二指肠降部。两肾后面均有第 12 肋经过，左侧第 12 肋斜过左肾后面的中部，右侧第 12 肋斜过右肾后面的上部。两肾后面的上部，借膈与胸膜腔的肋膈隐窝相邻。在两肾后面的中、下部，自内向外有腰大肌、腰方肌和腹横肌。

两肾门的投影对着第 12 肋的下缘和竖脊肌外侧缘的夹角，此角称脊肋角或肾角。

4. 肾上腺　肾上腺为成对的内分泌器官，位于壁腹膜的后方，附着于两肾上端。

肾上腺的毗邻左、右不同，左侧肾上腺前面有胃、胰及脾动脉、脾静脉，前内侧为腹主动脉，后面为膈；右侧肾上腺前面有肝，前内侧为下腔静脉，后面也邻膈。

5. 输尿管腹段　输尿管腹段位于腹膜后间隙、腰部脊柱的两侧，其在腹前壁的投影在平脐的高度适对腹直肌外侧缘。输尿管上端与肾盂相接，在肾前、后筋膜之间于腰大肌表面下行，在腰大肌中点处与睾丸动脉（卵巢动脉）交叉于动脉的后方，下至小骨盆缘跨髂血管处与输尿管盆部相续。右侧输尿管腹段的前方有十二指肠降部、升结肠血管、肠系膜根及回肠末端。在右髂窝的外侧与回盲部及阑尾相邻，左侧输尿管的前方有十二指肠空肠曲和降结肠血管，至左髂窝处有乙状结肠及其系膜跨过。

# 第三节　腹部层次局部描述

## 一、皮肤

除脐部及腹股沟区外，腹部的皮肤均较薄且富有弹性，移动性大。

## 二、腹壁浅筋膜及浅层血管、淋巴管、皮神经

腹壁浅筋膜在腹壁上部为一层，在脐下分浅、深两层，浅层含有脂肪，称为脂肪层；深层内有弹性纤维，称为膜性层。

腹壁浅筋膜由疏松结缔组织和脂肪构成。其厚薄不一，个体差异较大。内有腹壁浅动脉、静脉、浅淋巴管和皮神经。腹前外侧壁上部的皮下动脉细小，来自肌膈动脉和肋间动脉的分支。腹前外侧壁下部有两条较大的皮下动脉，它们是起自股动脉的腹壁浅动脉和旋髂浅动脉。前者在腹股沟韧带中、内 1/3 交界处行向脐部；后者越过腹股沟韧带行向髂嵴。

腹前外侧壁浅静脉较丰富，在脐部吻合成网。脐以上的浅静脉经胸腹壁静脉注入腋静脉；脐以下的浅静脉经腹壁浅静脉和旋髂浅静脉注入大隐静脉，从而构成上、下腔静脉系之间的联系。当肝门静脉高压时，肝门静脉的附脐静脉通过脐周静脉网，经腹壁的浅、深静脉向上及向下回流至上腔静脉和下腔静脉，为肝门静脉侧支循环路之一。

腹前外侧壁的浅淋巴回流，脐以上者注入腋淋巴结，脐以下者注入腹股沟浅淋巴结。

腹前外侧壁皮肤的感觉神经有明显的节段性，第 6 肋间神经分布于剑突平面，第 10 肋间神经分布于脐平面，第 1 腰神经的分支分布于腹股沟的上方。当脊髓胸段发生病变时，可从腹壁感觉障碍的平面来判断病变的部位。在做腰麻时，可依腹壁感觉神经的分布节段，定出麻醉平面的高度。

在下腹部，浅筋膜的脂肪层较发达，故可明显地分为两层。浅部脂肪层称 Camper 筋膜，深部纤维层称 Scarpa 筋膜。施氏筋膜在腹正中线处附着于白线；在腹股沟处向下附着于腹股沟韧带下方的大腿阔筋膜；在耻骨联合与耻骨结节之间，Scarpa 筋膜向下与阴囊肉膜、会阴浅筋膜相延续。因此，当尿道球部损伤引起尿外渗时，尿液可向上扩散至同侧的腹壁，但不能蔓延到对侧腹壁和股部。

## 三、肌层及在肌层中通行的神经血管

根据腹壁肌层的不同，可将腹壁分为腹直肌鞘部和侧腹壁两部分。

1. 腹直肌鞘部　腹直肌鞘部可分为 3 层：浅层为腹直肌鞘前叶；中层为纵行的腹直肌，腹直肌的腱划与前叶紧密连接；深层为腹直肌鞘后叶，后叶在脐下 4~5 cm 处以下阙如，其下缘形成弓状线。在腹直肌和腹直肌鞘后叶之间，有上、下纵行的腹壁上动脉、上静脉和腹壁下动脉、下静脉。它们在脐部相吻合。腹壁上动脉为胸廓内动脉的终支之一。腹壁下动脉起自髂外动脉，于腹股沟管深环内侧斜向上内，行于腹横筋膜与壁腹膜之间的腹膜外的脂肪中，而后穿腹横筋膜进入腹直肌鞘后叶与腹直肌之间。此外，还有从外侧斜穿腹直肌鞘后叶的第 7~11 肋间神经和肋下神经。它们进入腹直肌鞘后，支配腹直肌。其前皮支穿出腹直肌鞘前叶至皮下。

2. 侧腹壁　侧腹壁主要由 3 层肌纤维走向不同的阔肌组成。近腹直肌外侧缘处，3 层阔肌的腱膜形成腹直肌鞘并在腹部正中线处交织成白线。

浅层为腹外斜肌，起自下位 5~12 肋外侧，肌束由外上斜向前下方，在脐至髂前上棘连线以下，肌质通常消失，形成腹外斜肌腱膜。此腱膜在耻骨结节外上方形成近乎三角形的裂隙，为腹股沟管浅环或皮下环。浅环上界称内侧脚，止于耻骨联合；下界为外侧脚，止于耻骨结节；浅环外上方，腱膜表面的横行纤维为脚间。腹外斜肌腱膜下缘张于髂前上棘和耻骨结节之间，向后上方卷曲增厚形成腹股沟韧带。此韧带的内侧端分出一小部分纤维向下后方，止于耻骨梳，称为腔隙韧带，又称陷窝韧带。

中层为腹内斜肌，起白胸腰筋膜、髂嵴、腹股沟韧带的外侧 2/3。肌束呈扇形，大部分肌束在腹直肌外侧形成腱膜。

深层为腹横肌，起自下位 6 肋的内面、胸腰筋膜、髂嵴、腹股沟韧带的外侧 1/3。肌束呈横行向内侧，延为腱膜。

腹内斜肌和腹横肌的下部肌束呈弓状，跨过精索上方，行向内侧，延为腱膜，形成腹股沟镰，止于耻骨梳。在腹壁肌收缩时，弓状下缘向腹股沟韧带靠近，似有封闭腹股沟管的作用。两肌最下部少量纤维伴精索下行，称为提睾肌。

腹内斜肌与腹横肌之间有肋间血管和神经、旋髂深血管、髂腹下神经、髂腹股沟神经等，并有结缔组织将两肌紧密相连。在髂前上棘附近，来自腰丛的髂腹下神经和髂腹股沟神经穿腹内斜肌，行于腹外斜肌腱膜与腹内斜肌之间，其中髂腹下神经（图 2-3-1）的终支在腹股沟管浅环上方穿腹外斜肌腱膜至皮下，分布于耻骨联合上方的皮肤；髂腹股沟神经走在精索表面，伴精索出浅环至阴囊，分布到阴囊前部的皮肤。

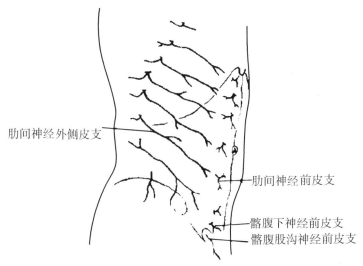

肋间神经外侧皮支

肋间神经前皮支

髂腹下神经前皮支
髂腹股沟神经前皮支

图 2-3-1 侧腹部的皮神经

### 四、腹横筋膜

腹横筋膜位于腹横肌和腹直肌鞘的深面，上与膈下筋膜相连，下与髂筋膜及盆筋膜相接。在腹股沟韧带中点上方 1.5 cm 处，腹横筋膜呈漏斗状突出，形成腹股沟管深环（或称腹环），并向下包绕精索移行为精索内筋膜。

### 五、腹膜外脂肪

腹膜外脂肪位于腹横筋膜和腹膜壁层之间。腹下部脂肪比腹上部厚，近腹股沟处尤甚。由于该层的存在，某些脏器（如膀胱和子宫）的手术可于腹膜外进行。

### 六、腹膜壁层

腹、盆壁与脏器之间或脏器与脏器之间腹膜形成的皱襞（皱褶）称腹膜襞，其深部常有血管走行。在腹膜襞之间或腹膜襞与腹、盆壁之间形成的腹膜凹陷称腹膜隐窝，较大的隐窝称陷凹。

# 第四节　脐

脐部是指肚脐及其周围一圈的部位，从本质上来说是胎儿出生后，脐带脱落后留下的瘢痕。肚脐位于髂前上棘水平的腹部正中线上，直径为 1~2 cm。

它通常是一个小凹陷或是一个小突出。肚脐下面的腹部肌肉形成一个凹陷。肚脐的细小通常带来一定的组织弱化并使它易受脐疝气的影响。脐部的一些异常情况与某些疾病有关。

脐部从形状上看，有的有明显的一个小窝，有的被一块组织覆盖而不明显，这多是出生时剪断脐带后愈合过程中形成的不同形态。肥胖的人肚脐往往很大很深，这是由于肥胖造成的，没有特别的原因。

# 第五节  腹膜

## 一、腹膜的生理特性及临床意义

腹膜具有分泌、吸收、保护、支持、修复等功能。

（1）分泌少量浆液（正常情况下维持在 100~200 mL），可润滑和保护脏器，减少摩擦。

（2）支持和固定脏器。

（3）吸收腹腔内的液体和空气等物质。一般认为，上腹部，特别是膈下区的腹膜吸收能力较强，这是因为该部位的腹膜面积较大，腹膜外组织较少，微血管较丰富，腹膜孔（淋巴孔的一种）较多，以及呼吸运动的影响较明显。所以患腹膜炎症或手术后的病人多采取半卧位，使有害液体流至下腹部，以减缓腹膜对有害物质的吸收。

（4）防御功能。腹膜和腹膜腔内浆液中含有大量的巨噬细胞，可吞噬细菌和有害物质。

（5）有较强的修复和再生能力。腹膜所分泌的浆液中含有纤维素，其粘连作用可促进伤口的愈合并有利于炎症的局限化。但若手术操作粗暴或腹膜在空气中暴露时间过久，也可因此造成肠袢纤维性粘连等后遗症。

## 二、腹膜构成的网膜、系膜和韧带

壁腹膜与脏腹膜之间或脏腹膜之间互相返折移行，形成许多结构，这些结构不仅对器官起着连接和固定作用，也是血管、神经等进入脏器的途径。

### （一）网膜

网膜包括小网膜、大网膜和网膜囊（图 2-5-1）。

1. 小网膜　由肝门向下移行于胃小弯和十二指肠上部的双层腹膜结构。从肝门连于胃小弯的部分为肝胃韧带，其内含有胃左血管、胃右血管、胃上淋巴结及至胃的神经等。从肝门连于十二指肠上部的部分为肝十二指肠韧带，其

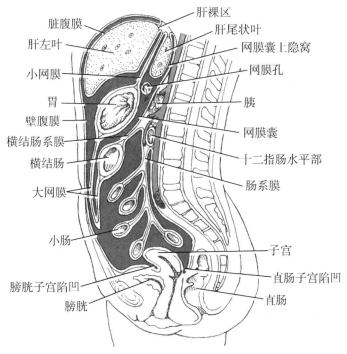

图 2-5-1 腹膜腔矢状切面

内有进出肝门的三个重要结构通过，胆总管位于右前方，肝固有动脉位于左前方，两者之后为肝门静脉。上述结构周围伴有淋巴管、淋巴结和神经丛。小网膜的右缘游离，其后方为网膜孔，经此孔可进入网膜囊。

2. 大网膜　形似围裙覆盖于空肠、回肠和横结肠的前方，其左缘与胃脾韧带相连续。构成小网膜的两层腹膜分别贴在胃和十二指肠上部的前、后两面向下延伸处，至胃大弯处互相愈合，形成大网膜的前两层。后面这层降至脐平面稍下方，然后向后返折向上，形成大网膜的后两层，连于横结肠并叠合成横结肠系膜，贴于腹后壁。大网膜前两层与后两层之间的潜在性腔隙是网膜囊的下部，随着人年龄的增长，大网膜前两层和后两层常粘连愈合，致使其间的网膜囊下部消失，而连于胃大弯和横结肠之间的大网膜前两层则形成胃结肠韧带。

大网膜前两层或后两层的腹膜间含有许多血管分支，胃大弯下方约 1 cm 处有胃网膜左、右血管，它们分别向胃大弯和大网膜发出许多分支。大网膜中含有丰富的脂肪和巨噬细胞，后者有重要的防御功能。大网膜的长度因人而异，活体上大网膜的下垂部常可移动位置，当腹膜腔内有炎症时，大网膜可包围病灶以防止炎症扩散蔓延，故有"腹腔卫士"之称。小儿的大网膜较短，一般在脐平面以上，因此当有阑尾炎或其他下腹部炎症时，病灶区不易被大网膜包裹而局限化，常导致弥漫性腹膜炎。大网膜的血管常用作心脏冠状动脉搭桥术中的供体血管。整形外科常使用带血管蒂的大网膜片铺盖胸、腹壁或颅骨创面，作为植皮的基础。

3. 网膜囊　网膜囊是小网膜和胃后壁与腹后壁的腹膜之间的一个扁窄间隙（图 2-5-1），又称小腹膜腔，为腹膜腔的一部分。网膜囊的前壁为小网膜、胃后壁的腹膜和胃结肠的韧带；后壁为横结肠及其系膜，以及覆盖在胰、左肾、左侧肾上腺等处的腹膜；上壁为肝尾状叶和膈下方的腹膜；下壁为大网膜前、后层的愈合处。网膜囊的左侧为脾、胃脾韧带和脾肾韧带；右侧借网膜孔通腹膜腔的其余部分。

网膜囊是腹膜腔的一个盲囊，位置较深，毗邻关系复杂，器官的病变相互影响。当胃后壁穿孔或某些炎症导致网膜囊内积液（脓）时，早期常局限于囊内，给诊断带来一定困难。晚期或因体位变化，可经网膜孔流到腹膜腔的其他部位，引起炎症扩散。

**（二）系膜**

由于壁腹膜、脏腹膜相互延续移行，形成了将器官连接固定于腹、盆壁的双层腹膜结构，即系膜，其内含有出入该器官的血管、神经及淋巴管和淋巴结等。主要的系膜有肠系膜、阑尾系膜、横结肠系膜和乙状结肠系膜等（图 2-5-2）。

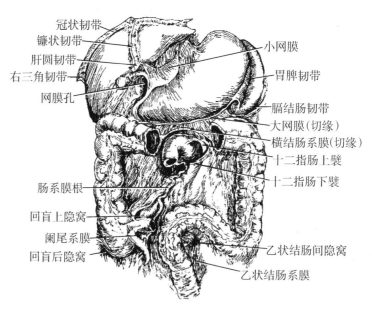

图 2-5-2　系膜

1. 肠系膜 是将空肠和回肠连接固定于腹后壁的双层腹膜结构，面积较大，整体呈扇形，其附着于腹后壁的部分为肠系膜根，长约 15 cm，起自第 2 腰椎左侧，斜向右下跨过脊柱及其前方结构，止于右骶髂关节前方。肠系膜的肠缘系连空肠、回肠，长达 5~7 m，由于肠系膜根和肠缘的长度相差悬殊，故有利于空肠、回肠的活动，对消化和吸收有促进作用，但活动异常时也易发生肠扭转、肠套叠等急腹症。肠系膜的两层腹膜间含有肠系膜上血管及其分支、淋巴管、淋巴结、神经丛和脂肪等。

2. 阑尾系膜 呈三角形，将阑尾连接于肠系膜下方。阑尾的血管走行于系膜的游离缘，故切除阑尾时，应从系膜游离缘进行血管结扎。

3. 横结肠系膜 是将横结肠连接于腹后壁的横位双层腹膜结构，其根部起自结肠右曲，向左跨过右肾中部、十二指肠降部、胰头等器官的前方，沿胰前缘到达左肾前方，直至结肠左曲。横结肠系膜内含有中结肠血管及其分支、淋巴管、淋巴结和神经丛等。通常以横结肠系膜为标志将腹膜腔划分为结肠上区和结肠下区。

4. 乙状结肠系膜 是将乙状结肠固定于左下腹的双层腹膜结构，其根部附着于左髂窝和骨盆左后壁。该系膜较长，故乙状结肠活动度较大，因而易发生肠扭转。其内含有乙状结肠血管、直肠上血管、淋巴管、淋巴结和神经丛等。

### （三）韧带

腹膜形成的韧带指连接腹、盆壁与脏器之间或连接相邻脏器之间的腹膜结构，多数为双层腹膜构成，少数为单层，对脏器有固定作用。有的韧带内含有血管和神经等。

1. 肝的韧带 肝脏面有肝胃韧带、肝十二指肠韧带和肝圆韧带裂内的肝圆韧带；肝上面有镰状韧带、冠状韧带和左、右三角韧带。

镰状韧带呈矢状位，是上腹前壁和膈下面连于肝上面的双层腹膜结构，位于前正中线右侧，侧面观其形似镰刀。镰状韧带下缘游离并增厚，由脐连于肝下面的肝圆韧带裂，内含肝圆韧带，后者乃胚胎时脐静脉闭锁后的遗迹。由于镰状韧带偏中线右侧，脐以上腹壁正中切口须向下延长时，应偏向中线左侧，以避免损伤肝圆韧带及伴其走行的附脐静脉。

冠状韧带呈冠状位，由膈下面的壁腹膜返折至肝膈面所形成的双层腹膜组成。前层向前与镰状韧带相延续，前、后两层之间无腹膜被覆的肝表面称为肝裸区。冠状韧带左右两端及前后两层彼此黏合增厚形成左、右三角韧带。

2. 脾的韧带 包括胃脾韧带、脾肾韧带和脾膈韧带。胃脾韧带是连于胃底和胃大弯上部与脾门之间的双层腹膜结构，向下与大网膜左侧部相延续。内含胃短血管和胃网膜左血管及淋巴管、淋巴结等。脾肾韧带为脾门至左肾前面的双层腹膜结构，内含胰尾、脾血管，以及淋巴结、神经等。脾膈韧带为脾肾韧带的上部，由脾上极连至膈下。偶尔在脾下极与结肠左曲之间，有脾结肠韧带。

3. 胃的韧带　包括肝胃韧带、胃脾韧带、胃结肠韧带和胃膈韧带，前三者已如前述。胃膈韧带是胃贲门左侧和食管腹段连于膈下面的腹膜结构。

此外，在膈与结肠左曲之间还有膈结肠韧带，固定结肠左曲，承托脾。

# 第三章　腹部推拿的中医学基础

腹部推拿是以脏腑、经络为基础，以中医理论为指导，以整体观念、辨证施治为核心，通过推拿腹部穴位调节脏腑、经络及相关部位治疗全身疾病的一种疗法，因此，与中医理论有着更密切的联系。

本章将对阴阳五行学说、脏象学说、经络学说做简单介绍，使大家对腹部推拿的中医基础有一定的了解，并对腹部与全身的关系有一些新的认识。

## 第一节　阴阳五行学说

阴阳五行学说，是古人在生活实践中，通过对自然现象的长期观察，在万物本源于气的理论基础上，用以认识宇宙、解释宇宙一切变化的一种认识论，它是中国古代朴素的唯物辩证思想，属于古代哲学范畴。

阴阳学说认为自然界各种事物之间之所以能发生、发展和变化，是由于事物内部存在着相互对立的、阴阳的两个方面，这两方面相互作用，是事物运动、发展和变化的内在动力，这是阴阳学说对自然事物生化极变的观点。

五行学说则认为宇宙间的一切事物，都是由木、火、土、金、水五种基本物质构成的，并运用五行的生克制化理论，来说明事物在运动发展过程中的动态平衡。

阴阳五行学说融入医学领域，促进了中医理论体系的形成，并用它来分析、论证人体的生理功能、病理变化，指导临床的诊断和治疗，成为中医理论的指导思想和重要组成部分。

### 一、阴阳学说

阴阳，是对自然界相互关联的某些事物及现象对立双方的概括。它既可以代表两个相互对立的事物，也可以代表同一事物内部所存在的相互对立的两个方面。

阴阳学说认为，世界是物质性的整体，世界本身是阴阳二气对立统一的结果。宇宙间的任何事物，都包含着阴阳相互对立的两个方面。阴阳虽然是一个抽象的概念，但在实际运用中，它有一定的具体内容作为物质基础，而不是空洞无物的。参见阴阳对立简表（表3-1-1）。

表3-1-1 阴阳对立

| 阳 | 上 | 天 | 日 | 昼 | 晴 | 火 | 热 | 动 | 升 | 外 | 亮 | 气 | …… |
|---|---|---|---|---|---|---|---|---|---|---|---|---|---|
| 阴 | 下 | 地 | 月 | 夜 | 阴 | 水 | 寒 | 静 | 降 | 内 | 暗 | 形 | …… |

根据此表不难看出：凡是活动的、外在的、上升的、温热的、明亮的、功能的、功能亢进的，都属于阳；凡是沉静的、内在的、下降的、寒冷的、晦暗的、物质的、功能衰减的，都属于阴。

掌握了阴与阳的不同特征，就可以对万事万物进行阴阳属性的界定。中医常把对人体具有推动、温煦作用的气称为"阳气"，而把对人体具有营养、滋润作用的气称为"阴气"。人体的活动状态、病变趋势也都是用阴和阳加以区分的（表3-1-2）。

表3-1-2 阳证与阴证对照

| | 阳证 | 阴证 |
|---|---|---|
| 1 | 循环系统、消化系统、内分泌代谢及生理功能亢进倾向 | 循环系统、消化系统、内分泌代谢及生理功能低下倾向 |
| 2 | 基础代谢略高 | 基础代谢低下 |
| 3 | 体温高倾向 | 体温低倾向 |
| 4 | 多有汗出 | 少有汗出 |
| 5 | 高血压倾向 | 低血压倾向 |
| 6 | 胃肠蠕动亢进 | 胃肠蠕动迟缓 |
| 7 | 交感神经紧张型 | 迷走神经紧张型 |
| 8 | 恶热 | 恶寒 |
| 9 | 面赤 | 面色苍白 |
| 10 | 喜冷饮、冷食 | 喜热饮、热食 |
| 11 | 舌干燥、口渴 | 舌湿润、口不渴 |
| 12 | 小便短赤 | 小便清长 |
| 13 | 唾液偏少 | 唾液偏多 |
| 14 | 便秘倾向 | 易腹泻 |

事物阴阳属性并不是绝对的，而是相对的。这种事物阴阳属性的相对性，一方面表现为在一定条件下，阴阳可以相互转化，阴可以转化为阳，阳可转化为阴；另一方面则体现于事物阴阳属性的无限可分性。例如：昼为阳，夜为阴，而上午为阳中之阳，下午则为阳中之阴；前半夜为阴中之阴，后半夜为阴中之阳。阴阳之中仍有阴阳可分。

由此可见，宇宙间的任何事物都可以概括为阴和阳两类，任何一种事物内部都可分为阴和阳两方面，而每一种事物中的阴或阳任何一方，还可以再分阴阳。这种事物既相互对立又相互联系的现象，在自然界里是无穷无尽的。

阴阳学说作为中医的哲学观，贯穿于中医学术理论体系的各个方面，其应用十分广泛。

1. 说明人体组织结构　阴阳学说在解释人体组织结构时，认为人体是一个有机整体，其具体的组织结构，既存在有机联系，又可以划分为相互对立的阴、阳两部分（表3-1-3）。

表 3-1-3　人体组织结构阴阳区分

| 组织结构 | | 阳 | 阴 |
|---|---|---|---|
| 人体部位 | | 上部 | 下部 |
| | | 体表 | 体内 |
| | | 背部 | 腹部 |
| | | 外侧 | 内侧 |
| 脏腑 | 脏与腑 | 六腑 | 五脏 |
| | 脏与脏 | 心、肺 | 肝、脾、肾 |
| | 脏之内 | 心阳 | 心阴 |
| | | 肾阳 | 肾阴 |

总之，人体上下、内外各组织结构之间，以及每个组织结构本身，虽然关系复杂，但都可以用阴阳来概括说明。

2. 说明人体生理功能　阴阳学说在说明人体生理功能时，认为人体的正常生命活动，是阴阳双方保持着对立统一协调关系的结果。例如：属阳的功能与属阴的物质之间的关系，就是这种对立统一协调关系的体现。人体的生理活动是以物质为基础的，没有阴精（物质）就不能产生阳气（功能）。而生理活动的结果，由于阳气（功能）的作用，又不断化生阴精（物质）。如果阴和阳不能相互为用而分离，人的生命活动也就停止了。

3. 说明疾病病理变化　阴阳学说用来阐释病理变化时，认为疾病的发生，是由于阴阳失去相对平衡，而出现偏盛或偏衰的结果。

疾病的发生、发展关系到正气和邪气两个方面。正气，是指整个机体的结构和功能，包括人体抗御疾病和修复损伤的能力等；邪气，是指各种致病因素。正气和邪气之间的相互作用、相互斗争的情况，都可以用阴阳来说明。正气包括阳气和阴精两个部分，病邪也有阳邪和阴邪之分。阳邪致病，可使阳偏盛而阴伤，因而出现热证；阴邪致病，可使阴偏盛而阳伤，因而出现寒证。阳气虚不能制阴，可出现阳虚阴盛的虚寒证；阴液亏虚则不能制阳，可出现阴虚阳亢的虚热证。尽管疾病的病理变化复杂多变，但究其实质，亦不外乎阴阳失调。

4. 用于疾病的诊断　由于疾病发生、发展的根本原因是阴阳失调，所以，在诊断疾病的时候，首先要辨别其阴阳属性，才能抓住疾病的本质。以四诊为例，说明症候与疾病属性的关系（表3-1-4）。

表3-1-4　症候阴阳属性比较

| 诊法 | 阳证 | 阴证 |
|---|---|---|
| 望 | 色泽鲜明 | 色泽晦暗 |
| 闻 | 语声高亢洪亮，多言躁动 | 语声低微无力，少言沉静 |
| 问 | 但热不寒，口渴，喜冷饮 | 但寒不热，口不渴，喜热饮 |
| 切 | 脉搏浮数、大滑实 | 脉搏沉迟、小涩虚 |

5. 指导疾病的治疗　治疗疾病在于调整阴阳，补偏救弊，恢复阴阳相对平衡。中药和针灸推拿治疗疾病的基本原理，也就在于调节阴阳的偏盛或偏衰，使机体阴阳和调，保持精气充沛，形气相合，神气内守，从而达到治病的目的。

## 二、五行学说

五行学说认为，宇宙间的一切事物，都是由木、火、土、金、水五种物质的运动与变化所构成的。通过五行相互资生和相互制约的关系，用以说明整个物质世界的运动和变化。五行学说用于医学，以说明人体的生理病理及其与外在环境的相互关系等，从而指导临床的诊断与治疗。

对事物的五行属性分类：五行学说对事物属性分类，主要是运用取类比象的古代逻辑分析法完成的。即按照事物的不同性质、作用与形态，分别归属于木、火、土、金、水"五行"之中。这种归纳事物的方法，基本上已经不是五种物质的本身，而是按照其各自的特点，抽象地概括出不同事物的属性（表3-1-5）。

表 3-1-5　五行的性质及特征

| 五行 | 性质及特征 |
|---|---|
| 木 | 生长、升发、条达、舒畅 |
| 火 | 温热、蒸腾、上炎 |
| 土 | 长养、承载、受纳 |
| 金 | 清肃、沉降、收敛 |
| 水 | 寒凉、滋润、下行 |

　　中医学正是运用五行的类比分析方法，来归纳并分析解决医学理论问题的。依据五行学说对事物属性分类的原则，现将自然界和人体脏腑组织等内容归类如下（表3-1-6）。

表 3-1-6　五行属性归类

| 五行 | | 木 | 火 | 土 | 金 | 水 |
|---|---|---|---|---|---|---|
| 自然界 | 五季 | 春 | 夏 | 长夏 | 秋 | 冬 |
| | 五方 | 东 | 南 | 中 | 西 | 北 |
| | 五气 | 风 | 暑 | 湿 | 燥 | 寒 |
| | 五色 | 青 | 赤 | 黄 | 白 | 黑 |
| | 五味 | 酸 | 苦 | 甘 | 辛 | 咸 |
| | 五化 | 生 | 长 | 化 | 收 | 藏 |
| | 五音 | 角 | 徵 | 宫 | 商 | 羽 |
| | 五臭 | 臊 | 焦 | 香 | 腥 | 腐 |
| | 象数 | 八 | 七 | 五 | 九 | 六 |
| 人体 | 五脏 | 肝 | 心 | 脾 | 肺 | 肾 |
| | 五腑 | 胆 | 小肠 | 胃 | 大肠 | 膀胱 |
| | 五体 | 筋 | 脉 | 肉 | 皮 | 骨 |
| | 五官 | 目 | 舌 | 口 | 鼻 | 耳 |
| | 五液 | 泪 | 汗 | 涎 | 涕 | 唾 |
| | 五华 | 爪 | 面 | 唇 | 毛 | 发 |
| | 五声 | 呼 | 笑 | 歌 | 哭 | 呻 |
| | 五志 | 怒 | 喜 | 思 | 悲 | 恐 |
| | 五脉 | 弦 | 洪 | 缓 | 浮 | 沉 |
| | 五俞 | 井 | 荥 | 输 | 经 | 合 |

五行学说的核心主要是试图通过五行相生相克规律探索并阐释事物之间相互联系、相互协调平衡的整体性和统一性，同时还以五行之间的相乘相侮来探索和阐释协调平衡遭到破坏后的相互影响。

五行相生相克的规律：五行学说主要以五行的相生相克来说明事物之间的相互关系。

相生即相互资生和助长；相克即相互制约和克制。

相生和相克是自然界一切事物运动变化的正常规律。由于事物之间存在着相生相克的联系，从而维持了自然界的生态平衡和人体的生理平衡。

五行相生的次序是：木生火，火生土，土生金，金生水，水生木。

五行相克的次序是：木克土，土克水，水克火，火克金，金克木。

在五行的生克关系中，任何一"行"都具有"生我""我生""克我""我克"四个方面的关系。

五行学说在中医学中应用比较广泛。

1. 说明五脏系统的生理功能和相互关系　中医学运用五行的抽象属性来说明五脏系统的生理功能特点。例如：肝喜条达而恶抑郁，有疏泄的功能，具有木之生发特性，故肝脏系统属木；心阳有温煦的作用，具有火之阳热特性，故心脏系统属火；脾为生化之源，具有土之生化万物特性，故脾脏系统属土；肺气主肃降，具有金之清肃收敛特性，故肺脏系统属金；肾有主水、藏精的功能，具有水之润下特性，故肾脏系统属水。

五脏系统五行分属的目的还在于运用五行生克制化理论来说明五脏系统之间的调节与控制关系。

五脏相互资生的关系为：肝藏血以济心；心之热以温脾；脾化生水谷精微以充肺；肺清肃下行以助肾水；肾之精以养肝；如此往复。

五脏相克的关系为：肺气清肃下降，可以抑制肝阳的上亢；肝木的条达，可以疏泄脾气的壅滞；脾土的运化，可以制止肾水的泛滥；肾水的滋润，可以防止心火的亢烈；心火的阳热，可以制约肺金清肃的太过；如此往复。

2. 说明五脏的病理影响　五行学说不仅可以用来说明在生理情况下五脏的相互联系，而且可以用来说明在病理情况下五脏间的相互影响。五脏的病理影响，既指本脏之病可以传至他脏，又指他脏之病可以传至本脏，称之为"传变"。一般有以下两种情况。

（1）相生关系的传变：如肝生心是正常的相生关系。在肝发生病变时，可以影响到心。由于肝是生心的母脏，所以这种传变可称为"母病及子"。相反，当心病影响到肝时，则称为"子病犯母"，又可称为"子盗母气"。其他脏病以此类推。

（2）相克关系的传变：如肝克脾是正常的相克关系。当肝发生病变时，可以影响到脾，称为"木乘土"。相反，脾病时也会影响到肝，称为"土侮木"。另外，脾过分虚弱还可招致肝乘，称为"土虚木乘"。肝过分不足也可招致脾侮，称为"木虚土侮"。

3. 用于诊断和治疗　人体内脏功能活动及其相互关系的异常变化，均可从面色、声音、形态、脉象等方面反映出来。因此，在诊断疾病时，可以通过望、闻、问、切四诊所得到的材料，根据五行的归属及其生克乘侮的变化规律来推断病情。

例如：在诊断病情时，凡面部显露青色，多属肝的病变；显露赤色，多属心的病变；显露黄色，多属脾的病变；显露白色，多属肺的病变；显露黑色，多属肾的病变。

临床上脾虚的病人，若面露青色，可诊断为土虚木乘的病变；若心病而面呈黑色，可诊断为水乘火的病变。

再如，肝病之脉当弦，若脉不弦而反见沉脉，沉为肾脉，是得相生之脉（水生木），为顺，其病易愈；若脉不弦反见浮脉，浮为肺脉，是得相乘之脉，为逆，其病难愈。由于疾病的发生、发展与五脏间的生克乘侮变化有关，因此，在治疗上，除及时治疗患病脏腑外，还应根据五行学说的原理，调整各脏腑之间的相互关系，预测疾病的传变和趋向，防治并控制传变，以达到防治疾病的目的。

# 第二节　脏腑学说

脏腑，是内脏的总称。包括五脏、六腑和奇恒之腑三类。心、肝、脾、肺、肾合称为"五脏"；胆、胃、大肠、小肠、膀胱、三焦合称为"六腑"。五脏的功能是生化和储藏精、气、血、津液和神。六腑的功能是受纳和腐熟水谷，传化和排泄糟粕。《素问·五脏别论篇》曰："所谓五脏者，藏精气而不泻也，故满而不能实。六腑者，传化物而不藏，故实而不能满也。"这不仅是对五脏和六腑功能的概括，同时也指出了脏与腑在功能上的区别。奇恒之腑包括脑、髓、骨、脉、胆和女子胞六种器官组织。脏腑中的绝大部分器官组织均位于腹腔之内，一些不在腹腔内的器官也与腹腔内的器官有密切的联系，因此，腹腔内器官的状态与人体的健康休戚相关。

脏腑学说，是研究人体脏腑生理功能、病理变化及其相互关系的学说。由于人体是一个有机的整体，不仅脏与脏、脏与腑、腑与腑在生理、病理上有着密切的联系，脏腑与皮、肉、筋、脉、骨，以及鼻、口、舌、耳、目、前后阴等机体的各个组织器官也有着不可分割的关系。

　　脏腑学说，古人称之为"藏象"。藏指藏与内，就是内脏，象是征象，取其脏腑虽存于机体之内，但其生理、病理方面都有征象表现于外的含义。这一学说的形成主要有三大因素。一是古代解剖知识。例如，《灵枢·经水》篇曾有解剖尸体，观察脏腑大小、脉之长短、血的清浊等记载。为脏象学说奠定了形态学基础。二是长期对人体生理、病理现象的观察。例如，皮肤受凉而感冒，会出现鼻塞、流涕、咳嗽等症状，从而认识了皮、毛、鼻和肺之间存在着密切联系。三是反复的医疗实践。从病理现象和治疗效果来分析和反证机体的某些生理功能。例如，许多眼疾，从肝着手而获愈，反复验证，便得出"肝开窍于目"的理论；再如，在使用某些补肾药物后，可以加速骨折的愈合，从而认识到肾的精气有促进骨骼生长的作用，因而产生"肾主骨"之说。

　　脏象学说的形成，虽有一定的古代解剖知识为基础，但其发展主要是基于"有诸内，必形诸外"的观察研究方法，观察分析的结果必然大大超越了人体解剖学的脏腑范畴，形成了独特的生理和病理理论体系。因此，脏象学说中的心、肺、肝、脾、肾等脏腑的名称，虽与现代人体解剖学的脏器名称相同，但在生理、病理的含义中，却不完全相同。中医脏象学说中一个脏或者一个腑的生理功能，可能包含现代解剖生理中几个脏腑的生理功能；而现代解剖生理学中的一个脏器的生理功能，亦可能分散在脏象学说的某几个脏腑的生理功能之中。这是因为脏象学说中的脏腑，不单纯是一个解剖学的概念，更重要的则是概括了人体某一系统的生理和病理概念。

## 一、五脏

### （一）心

　　1. 主行血　　血是指运行于脉中的血液，心主行血是指心具有推动血液在脉中运行，以濡养周身的功能。心主行血的功能，是靠心气实现的，只有心气旺盛，才能使血液在脉管中运行不息，而将血中的营养物质运送到脏腑组织器官及四肢百骸。若心气不足，则血脉空虚，可见面色无华，脉象细弱，甚至血行瘀滞而见面唇青紫、脉细涩等现象。根据上述理论，临床上对某些心、血、脉系统的疾患如吐血、衄血、胸痹、心悸等，从心治疗。

　　2. 主神志　　心主神志，又称心藏神或心主神明，是指心具有主宰精神、意识、思维活动的功能。神有广义和狭义之分。广义的神，是指整个人体活动的外在表现，如整个人体的形象，以及面色、眼神、言语应答、肢体活动姿态等，都包含在神的范围。也就是说，凡是机体表现于外的"形征"，都是机体生命活动的外在反映，即通常所说的"神气"。狭义的神，是指人的精神、意识和思维活动，即心所主之神志。由于人的精神、意识和思维活动不仅仅是人体生理功能的重要组成部分，而且在一定条件下，又能影响整个人体各方面生理功能的平衡协调，故心主神志的功能十分重要。当心功能正常时，人表现为精神饱满、意识清楚、思维敏捷；反之，则精神、意识和思维活动异常而出现失眠、多梦、神志不宁，甚至癫狂；或可出现反应迟钝、健忘、精神委顿，甚则昏迷、不省人事等临床表现。

心主神志与心主行血是不可分割的。血是神志活动的物质基础。正因为心具有主行血的功能，所以才能主神志。若心主血功能异常，亦必然出现神志的改变。故临床上对一些神志异常的病变，常从血分论治。

**【附】　心包络**

心包络，简称心包，是包于心外的包膜及脉络组织，具有保护心脏的作用。在经络学说中，手厥阴经属于心包络，与手少阳三焦经相为表里，故心包络亦称为脏。但在脏象学说中，认为心包络是心之外围，有保护心脏的作用，外邪侵袭于心首先包络受病。所以，在温病学说中将外感热病中出现的神昏、谵语等症，称为"热入心包"或"蒙蔽心包"。

**（二）肺**

1. 主气、司呼吸　肺具有主司一身之气和呼吸之气的作用。肺主一身之气，首先体现在气的生成方面，尤其是宗气的生成，主要依靠肺吸入的清气与脾胃运化的水谷精气相结合。因此，人的生理功能正常与否，直接影响宗气的生成。其次，肺主一身之气，还体现于对全身气机具有调节作用。肺有节律地一呼一吸，对全身气的升降出入起着重要的调节作用。

肺主呼吸之气，是指肺是体内外气体交换的场所。通过肺的呼吸，吸入自然界的清气，呼出体内的浊气，实现了体内外气体的交换。通过不断呼浊吸清，吐故纳新，促进着气的生成，调节着气的升降出入，从而保证了人体新陈代谢的正常进行。

2. 主宣发和肃降　所谓宣发，即宣发和布散；"肃降"即清肃、洁净和下降，也就是肺气向下的通降和使呼吸道保持洁净的作用。

（1）肺主宣发的三个具体体现：一是通过肺的呼吸，排除体内浊气；二是将脾所转输的津液和水谷精微，布散到全身，外达于皮毛；三是宣发卫气，调节腠理之开合，将代谢后的津液转化为汗液，排出体外。因此，肺气失宣，则可出现呼气不利、胸闷、咳喘，以及鼻塞、喷嚏和无汗等病理表现。

（2）肺主肃降的三个具体体现：一是吸入自然界的清气；二是由于肺位最高，为华盖之脏，故将肺吸入的清气和由脾转输至肺的津液和水谷精微向下布散；三是肃清异物，以保持肺的洁净。因此，肺失肃降，则可出现呼吸短促或表浅、咳痰、咯血等病理现象。

（3）肺的宣发和肃降是相反相成的：肺的宣发和肃降，在生理情况下相互依存和相互制约；在病理情况下，则又常相互影响。所以说，没有正常的宣发，则没有正常的肃降，反之，没有正常的肃降，也必然会影响正常的宣发。宣发与肃降正常，则气道通畅、呼吸调匀，体内外气体得以正常交换。如果一旦功能失调，就会发生"肺气失宣"或"肺失肃降"的病变，进而致肺失宣降，而出现喘、咳、肺气上逆之证。

3. 通调水道　通，即疏通；调，即调节；水道，即水液运行和排泄的通道。肺的通调水道，是指肺的宣发和肃降对体内水液的输布、运行和排泄起着疏通和调节的作用。其作用有二：一是将脾上输的水津，依靠肺气的宣散功能，使其敷布到全身，一部分由汗孔排泄；二是通过肺的肃降作用使剩余的水液下输到膀胱，经肾和膀胱的气化作用，生成尿液而排出体外，正因为肺参与调节水液代谢，故有"肺为水之上源""肺主行水"之称。若肺失于宣散，就会形成腠理闭塞而出现无汗、肌肤水肿等症状；肺失于肃降，就会导致水肿、小便不利等症状。这些病理变化，都是由于肺通调水道的功能失常所致。临床上运用这种理论针对风水证而见发热、恶寒及面目浮肿、小便不利等症，常选用肺俞、大杼、合谷宣肺利水，使肺气宣通。水湿下行，则风水自退。另外，对某些小便癃闭者也常取手太阴肺经的一些穴位，宣通肺气、开上泻下，使小便畅通，称之为"提壶揭盖"法。

4. 肺朝百脉而主治节　朝，即聚会之意；肺朝百脉，是指全身的血液，都通过经脉而聚合于肺，通过肺的呼吸，进行气体交换，然后再输布到全身。全身的血和脉，均统属于心，而血的运行，又依赖于气的推动，随着气的升降而运行至全身。肺主一身之气，由于肺主呼吸，调节着全身的气机，所以血液的运行，亦有赖于肺气的敷布与调节。

对肺的主要生理功能，古人将其概括为"治节"。"治节"即治理和调节。肺的治节主要体现在四个方面：一是肺主呼吸，人体的呼吸是有节奏的一呼一吸；二是随着肺的呼吸，治理和调节着全身的气机，即调节着气的升降出入运动；三是由于调节着气的升降出入运动，因而辅助心脏，推动和调节血液的运行；四是肺的宣发和肃降，治理和调节津液的输布、运行和排泄。

**（三）脾**

1. 主运化　脾主运化，是指脾具有把水谷化为精微，并转输至全身的生理功能。脾的运化功能，可概括为运化五谷和运化水液两个方面。

（1）运化五谷：即对食物的消化和吸收。

人体摄入食物后，对食物的消化和吸收，实际上是在胃和小肠内进行的。但是，必须依赖于脾的运化功能，才能将五谷化为精微。同样也有赖于脾的转输和散精功能，才能把五谷精微布散到全身。因此，脾主运化的功能正常，则脏腑、经络、四肢百骸等组织，才能得到足够的营养而发挥正常的生理功能。相反，若脾主运化的功能失常，即脾失健运，则会出现腹胀、便溏、食欲减退，以致倦怠、消瘦和气血生化不足等病变。所以说，脾胃为后天之本，气血生化之源。

（2）运化水液：是指对水液的吸收、转输和布散作用。

运化水液，是脾主运化的一个组成部分。人体所摄入的水液须经过脾的吸收和转输以布散全身而发挥滋润、濡养作用；同时，脾又将各组织器官利用后的多余水分，及时地转输至肺和肾，通过肺肾的气化功能，化为汗和尿排出体外。因此，脾的运化水液功能正常，则能防止水液在体内出现异常停滞，从而防止水湿、痰饮等病理产物的生成。反之，脾运化水液的功能失常，必然导致水液在体内的异常停滞，而产生水湿、痰饮等病理产物，甚则导致水肿。这也就是脾虚生湿、脾为生痰之源和脾虚水肿的发生机制。

2. 主升清　脾的运化功能，以升清为主。所谓升，是指脾气主升；清，是指水谷精微等营养物质。升清，是指水谷精微营养物质的吸收和上输于心肺、头面。这些精微物质再通过心肺的作用化生气血以营养全身。故有"脾以升为健"之说。升和降是脏腑气机的一对矛盾运动。脾的升清是和胃的降浊相对而言的。脏腑之间的升降相因、协调平衡是维持人体相对恒定于一定状态的重要因素。因此，脾的升清功能正常，水谷精微等营养物质才能被正常吸收和输布，脾气升发则元气充沛，人体始有生生之机；同时，也由于脾气的升发，才能使机体内脏不致下垂。若脾气不能升清，则水谷不能运化，气血生化无源，可出现神疲乏力、头晕目眩、腹胀、泄泻等症；脾气下陷，则可见久泄脱肛，甚则内脏下垂等症。

3. 主统血　脾主统血，是指脾有统摄血液在脉中流行，防止溢出脉外的功能。脾统血的主要机制，实际上是气的固摄作用。脾之所以能统血，与脾胃乃气血生化之源密切相关。脾的运化功能健旺，则气血充盈，而气的固摄作用也比较健全，血液也不会溢出脉外；反之，脾的运化功能减退，可导致出血。由于脾气主升，所以脾不统血多以便血、尿血、崩漏等下部出血为主。

### （四）肝

1. 主疏泄　疏，即疏通；泄，即发泄、升发。肝的疏泄功能反映了肝为刚脏，主升、主动的生理特点。肝的疏泄功能，主要表现在以下三方面。

（1）条畅气机：气机，即气的升降出入运动。机体的脏腑、经络、器官等活动，全赖于气的升降出入运动。而气的升降出入，要依靠肝的疏泄条达。因此，肝对气的升降出入起着调节作用。肝的疏泄功能正常，则气机条畅、气血和调、经络通利、脏腑、器官的功能活动正常和调。如肝的疏泄功能失常，则可出现两个方面的病理现象：一是肝的疏泄功能失职，气机的疏通和畅达就会受到阻碍，从而形成气机不畅，气机郁结的病理变化，出现胸胁、两乳或少腹等某些部位胀痛不适等症状；二是肝的升发太过，以致气机逆乱失调，从而形成肝气上逆的病理变化。气行血行，气升太过，则血随气逆，而导致吐血、咯血等血从上溢的病理变化，甚则导致突然昏厥。

血的运行和津液的输布代谢，亦有赖于气机的条畅。因此，肝气郁结，也会导致血行的障碍，形成血瘀，或为症瘕痞块，在妇女则可导致经行不畅、痛经、闭经等。肝失条达、肝气郁滞也会影响津液的输布以致津液留蓄，产生痰饮等病理产物。

（2）促进肠胃的运化：脾主升清、胃主降浊，脾胃升降共同完成人体对饮食物的消化、吸收和输布。而肝的疏泄功能，与脾胃的升降密切相关。肝气疏泄调畅，是脾胃正常升降的一个重要条件。如肝失疏泄，则不仅能影响脾的升清功能，而且还能影响胃的降浊功能。前者称作肝气犯脾，后者称作肝气犯胃，出现呃逆嗳气、脘腹胀满疼痛、腹泻等症状。肝的疏泄，有助于脾胃的运化功能，还体现于胆汁的分泌与排泄。胆与肝相连。胆汁是肝之余气积聚而成，所以肝的疏泄功能直接影响胆汁的分泌与排泄。肝的疏泄正常，则胆汁能正常地分泌和排泄，有助于脾胃的运化功能；肝气郁结，则可影响胆汁的分泌与排泄，而出现胁下胀满、疼痛、口苦、纳食不化，甚则黄疸等症。

（3）调畅情志：人体的情志活动虽总属于心，但也与肝的疏泄密切相关。肝的疏泄功能正常，则气机调畅，气血和调，心情就会开朗。肝的疏泄功能失常，就会引起情志方面的变化，表现为抑郁或亢奋两方面：肝气郁结，心情易于抑郁，稍受刺激，即易于发怒，这是肝的疏泄功能对情志的影响；反之，外界的精神刺激，特别是郁怒，亦会影响肝的疏泄功能失常，而导致肝气郁结或升腾疏泄太过的病理变化。

2. 主藏血　肝藏血，是指肝具有贮藏血液和调节血量的生理功能。唐代王冰说："肝藏血，心行之，人动则血运于诸经，人静则血归于肝脏。何者？肝主血海故也。"故肝藏血功能主要体现在具有调节人体各部分血量的作用。正是由于肝脏对血液有贮藏和调节作用，所以人体各部分的生理活动，皆与肝有密切关系。如果肝脏有病，藏血功能失常，不仅会引起血虚或出血，而且还会引起机体许多部位的血液濡养不足的病变。如肝血不足，不能濡养于筋，则筋脉拘急、肢体麻木、屈伸不利。肝贮藏血液与调节血量的功能还体现于女子的月经来潮。所以肝血不足或肝不藏血时，即可引起月经量少，甚则闭经，或月经量多，甚则崩漏。

另外，肝尚有耐受疲劳和藏魂的功能。魂乃神之变，是神所派生的。如梦恍惚之境，皆属魂的范畴。魂和神一样，都是以血为其主要物质基础，心主血，故藏神；肝藏血，故藏魂。肝的藏血功能正常，则魂有所舍。若肝血不足，心血亏损，则魂不守舍，可见惊骇多梦、卧寐不安、梦游、梦呓，以及出现幻觉等症。

## （五）肾

1. 主藏精、生长发育与生殖　精是构成人体的物质基础，也是人体各种功能活动的物质基础。肾藏精是指肾具有封藏人体之精的作用。精有先天、后天之分，先天之精禀受于父母，后天之精来源于饮食，由脾胃所化生。先天之精与后天之精是相互依存、相互为用的。出生之前，先天之精的存在为后天之精的摄取准备了物质基础；出生之后，后天之精又不断供养先天之精，使其得到不断的补充，两者相辅相成。

精能化气，肾精所化之气称为"肾气"。肾精气的盛衰关系到生殖和生长发育的能力。人从幼年开始，肾的精气逐渐充盛，就有换齿长发等变化；发育到青春时期，随着肾的精气充盛，产生了"天癸"。它是具有促进性成熟并维持生殖功能的物质。"天癸"产生后，男子便能产生精子，女子就开始按期来月经，性功能逐渐成熟而有生殖能力；待到老年，肾的精气渐衰，性功能和生殖能力随之减退而消失，形体也就逐渐衰老。肾藏精的功能失常，则生长发育和生殖功能必然要受到影响，如某些不育、不孕症，发脱齿松，以及小儿发育迟缓、筋骨痿软等证，都是肾精不足的表现。

肾精化生肾气，是由肾阳蒸化肾阴而产生的，肾阳、肾阴又都以肾所藏的精气为物质基础，所以肾的精气包含着肾阴和肾阳两个方面。肾阴又叫"元阴""真阴"，是人体阴液的根本，对各脏腑组织起着濡润、滋养的作用。肾阳又叫"元阳""真阳"，是人体阳气的根本，对各脏腑组织起着温煦、生化的作用。肾中阴阳有如水火一样内寄于肾，故前人又有"肾为水火之宅"的理论。但从阴阳属性来说，精属阴，气属阳，所以有时也称肾精为"肾阴"，肾气为"肾阳"。肾阴和肾阳在人体内是相互制约、相互依存的，以维持人体生理上的动态平衡。这一平衡状态遭到破坏，即形成肾之阴阳失调的病理变化。若见五心烦热、潮热盗汗、男子遗精、女子梦交等，则为阴虚火旺的见症，是由于肾阴虚少，不足以制阳的缘故。而出现精神疲惫、腰膝冷痛、形寒肢冷、小便不利或小便清长、男子阳痿早泄、女子宫冷不孕等，则是肾阳虚衰，温煦和生化的功能不足所致。若肾虚而又无明显寒象或热象的病症，一般常称作"肾气虚"或"肾精亏虚"。由于肾阴虚和肾阳虚的本质，都是肾的精气不足，所以肾阳虚和肾阴虚之间有内在联系，在病变过程中常相互影响，即肾阴虚损到一定程度可以累及肾阳，肾阳虚损到一定程度也可以伤及肾阴，成为阴损及阳或阳损及阴的阴阳两虚证。

2. 主水　人体内水液的停留、分布与排泄的调节，主要是靠肾的气化作用。肾的气化正常，则开合有度。开，则代谢的水液得以排出；合，则机体所需的水液得以停留。在正常情况下，水液通过胃的受纳，脾的转输，肺的敷布，通过三焦，清者运行于脏腑，浊者化为汗与尿排出体外，使体内水液代谢维持着相对平衡。在这个代谢过程中，肾的气化作用贯穿始终。如果肾的气化失常，关门不利，就会引起水液代谢的障碍而发生水肿、小便不利等病症。

3. 主纳气　呼吸虽由肺所主，但吸入之气，必须下达于气海，这一过程有赖于肾之摄纳，所以有"肺主出气，肾主纳气"的说法。肾主纳气，对人体的呼吸有重要意义，可以防止呼吸表浅。只有肾气充沛，摄纳正常，才能使肺的气道通畅及保持正常的呼吸深度，呼吸均匀。如果肾虚，根本不固，吸入之气不能归纳于下，就会出现动则气急、呼吸困难的病变。

## 二、六腑

### （一）胆

1. 贮存与排泄胆汁　胆汁化生于肝，贮存于胆，泄于小肠，协助脾胃消化饮食，其排泄由肝的疏泄功能所控制。如肝的疏泄功能正常，则胆汁排泄畅达，脾胃运化功能也就健旺。反之，肝失疏泄，胆汁排泄不畅，影响脾胃的运化功能，而出现胁满疼痛、食欲减退、腹胀便溏等症；若胆汁上逆，则可见口苦，呕吐黄绿苦水；胆汁外溢，则可出现黄疸。

2. 主决断与勇怯　主决断是指胆在精神意识方面，具有判断事物，做出决定的能力。肝胆相为表里，肝虽主谋虑，而决断则取决于胆。只有肝胆功能相互结合、相互为用，人的精神意识才会正常；若胆气虚不能决断，则谋虑不决，其他脏腑功能也会失常。

对于勇敢的人，我们常说此人胆大；对于怯懦的人，说此人胆小，故勇怯属胆已被我们所承认。胆气壮的人，五脏六腑之气也因之壮盛，邪气不易侵犯，故不易产生恐惧。胆气虚怯的人，五脏六腑之气亦虚，若遭外来刺激，则气血运行紊乱，久则必积而成疾。说明胆量大小与疾病有连带关系。胆病之人，常心中惕惕然，好像有人将捕捉他似的。

3. 藏而不泄，为奇恒之腑　胆的主要生理功能是贮存和排泄胆汁。胆汁直接有助于饮食物的消化，故为六腑之一；因胆本身传化饮食物的生理功能，且藏胆汁，与胃、肠等腑有别，故为奇恒之腑之一。

### （二）胃

1. 主受纳，腐熟水谷　饮食入口，经过食道，容纳于胃，故称胃为"水谷之海"。容纳于胃中的水谷，经过胃的腐熟消磨，下传于小肠，其精微通过脾的运化，以供养周身。脾胃对饮食水谷的消化功能，通常概括称为"胃气"。由于脾胃有消化饮食、摄取水谷精微以营养全身的作用，所以合称脾胃为"后天之本"。因此，临床上常把"保胃气"作为重要的治疗原则。

2. 主通降，以降为和　胃为"水谷之海"，饮食物入胃，经胃腐熟后，下入小肠，进一步消化吸收，所以说胃主通降，以降为和。胃的通降是降浊，降浊是受纳的前提。所以胃失通降，不仅可以影响食欲，而且也因浊气在上可发生口臭、脘腹胀闷或疼痛，以及大便秘结等症。若胃气上逆，则可出现嗳气腐酸、恶心、呕吐、呃逆等症。

**（三）小肠**

小肠的主要功能是将胃传下来的水谷，进一步消化而分清泌浊。清者由脾转输全身，浊者通过阑门下注于大肠，无用的水液渗入膀胱。由于小肠有分清别浊的功能，所以小肠有病，除影响消化吸收功能外，还会出现大小便的异常。所以，古人在治疗泄泻中，有分利小便的治法，认为"利小便即所以实大便"，分利小便，实际上就是调节小肠分清别浊的功能。

**（四）大肠**

大肠的主要生理功能是传化糟粕，即接受经过小肠泌别清浊后所剩下的食物残渣，再吸收其中多余的水分，形成粪便经肛门排出体外。大肠的传导变化作用，受胃降浊功能的影响，同时亦与肺的肃降有关，肺气下达，则大肠传导通畅。此外，大肠的传导功能作用，亦与肾的气化功能有关，故有"肾主二便"之说。大肠有病则传导失常，出现便垢、痢疾、泻利不爽。或因热灼津亏或津液不足而见便秘等症。

**（五）膀胱**

膀胱有贮尿和排尿的功能。人体在水液代谢过程中，水液通过肺、脾、肾、三焦诸脏腑的作用，布散周身，被人体利用后在肾生成尿液下达膀胱，通过膀胱的气化功能而排出体外。若膀胱气化不行，可见小便不利或癃闭，若膀胱失其约束，可见尿频、小便失禁等症。

**（六）三焦**

1. 主持诸气，总司全身的气机和气化 三焦是气化的场所，又是气升降出入的通道，故有主持诸气，总司全身的气机和气化的功能。元气，是人体根本之气，发源于肾，通过三焦而敷布全身。

2. 为水液运行之道路 三焦是水液升降出入的通道。机体的水液代谢，是由肺、脾胃、肠、肾和膀胱等许多脏腑的协同作用而完成的。但必须以三焦为通道，才能正常地升降出入。如果三焦水道不通，则肺、脾、肾等输布调节水液的功能也难以实现，可出现水液潴留所致的小便不利、水肿等症。

3. 上、中、下三焦的部位划分及其各自的功能特点

（1）上焦：横膈以上的胸部，包括内脏心肺及头面部。其生理功能特点是：主气的升发和宣降，但不是有升无降，而是升已而降。

（2）中焦：指膈以下，脐以上的腹部。其生理功能特点是：升降之枢，气血生化之源，包括脾和胃的整个的消化、吸收及转输功能。

（3）下焦：指脐以下的部位和脏器，如大肠、小肠、肾和膀胱等。其生

理功能特点是：排泄糟粕和尿液。另外，肝肾精血、命门元气也属下焦。

## 三、奇恒之腑

奇恒之腑指的是脑、髓、骨、脉、胆和女子胞，其中髓、骨、脉、胆等生理功能前面已有表述，这里仅论述脑与女子胞。

### （一）脑

脑居头颅骨内，上至天灵盖，下至风府穴。由髓汇集而成。脑的生理功能，主要是主精神思维。明代李时珍认为脑是元神之府。清代王清任则把忆、视、听、嗅、言等功能归属于脑。脑髓充足与否，关系到体力及精神、神志活动的正常与否。脑髓充足则劳作持久，且超过一般的程度，脑髓不足则肢体疲乏无力，视听失常。

古人虽然对脑的生理、病理有一定的认识，但在中医藏象学说中，把有关脑的生理和病理，多分属于五脏，如心藏神，主喜；肺藏魄，主悲；脾藏意，主思；肝藏魂，主怒；肾藏志，主恐等。其中尤以心、肝、肾为主，这是因为心主藏神，为五脏六腑之大主；肝主疏泄（主要是调节情志）；肾主藏精，生髓而通于脑。因而在辨证中的痰迷心窍、痰火扰心、热入心包、心肾不交、肝气郁结、肝火上炎、肝风内动、肾精不足等症，以及治法中的清心开窍、养心安神、交通心肾、疏肝解郁、清泻肝火、平肝息风、填精补髓等，就包括了脑的病症与治疗。

### （二）女子胞

1. 主月经  女子到了十四岁左右，随着肾气的旺盛，在促使生殖机能的物质（天癸）的作用下，开始有了月经和生育能力。胞宫虽主月经，但月经的产生和调节则受冲任二脉的支配和影响。因为冲脉、任脉内系胞中，冲脉是十二经脉经血的汇聚处，故有"血海"之称；任脉是阴脉总汇的地方，总司人体的阴液（精血、津液）。女子发育成熟后，肾中精气充盛，冲脉旺盛，血海盈满，任脉畅通，阴血下注于胞宫就会产生月经；月经来潮标志着妇女已具备了受孕生育的能力。冲任失调或不固摄气血，便可产生月经不调或崩漏等病。

2. 主胎孕  女子胞在没有孕育时，能主月经；怀孕以后它又是保护和孕育胎儿的主要脏器。胎儿在宫中的营养供给主要依靠冲任二脉，如果冲任亏虚，失于滋养固摄胞宫，则会出现胎漏、堕胎、小产等病症。在治疗方法上，多采用补益冲任的方法，使冲任气血充盛，以营养胎儿，而达到安胎的目的。

另外，心、肝、脾三脏对胞宫亦有影响。因为正常的月经、孕育胎儿，都有赖于血，而心能主血，肝能藏血，脾既能统血又能生血。所以，当心、肝、脾的功能失调时，亦往往影响到胞宫的正常功能。总之，月经及孕育胎儿等，与肾中精气多少、冲任二脉的盛衰及心、肝、脾的功能密切相关。

## 四、脏腑之间的关系

### （一）脏与脏

1. 心与肝　心主血，肝藏血，血液充盈，则心有所主，肝有所藏，以维持它们的正常生理活动。若心血不足，则肝血亦常因之而少；肝血不足，心血亦常因之而亏。所以血虚常与心悸、失眠等心血不足症状及视物昏花、爪甲不荣等肝血不足症状同时出现。

心主神志，肝主疏泄，都与精神情志活动有关。在某些精神因素所致的病变中，心肝二脏亦常相互影响。在心肝二脏的血虚、阴虚病变中，心烦失眠与急躁易怒等精神症状常同时并见。

2. 心与脾　心主血，脾生血，脾气足则血有生化之源，而心所主之血自能充盈；血运行于脉道之中，心气为之推动，脾气为之统摄，以维持其正常的运行。所以，心与脾的关系主要体现在血的生成和运行两方面。

在病理上，心脾二脏亦常相互影响。若脾气虚弱，运化失职，血的化源不足；或脾不统血而致心血亏损；或思虑过度，耗伤心血，影响脾的健运，均可形成以心悸、失眠、食少、肢倦、面色无华等为主要见症的"心脾两虚"证。

3. 心与肺　心主血，肺主气，两脏同居上焦。二者的关系主要体现在气与血的关系。心血与肺气是互为依存的，血的运行有赖于气的推动，而气的输布也需要血的运载。故前人有"气为血之帅，血为气之母"之说。

在病理上，若肺气虚弱，宗气不足，则运血无力，心血瘀阻，从而出现胸闷、心悸、气短、唇青舌紫等症。反之，若心气不足，或心阳不振，血脉运行不畅，也会影响肺的宣降功能，而出现咳嗽、喘息、气促、胸闷、憋气等症。

4. 心与肾　心属阳，位居于上，其性属火。肾属阴，位居于下，其性属水。在正常情况下，心火必须下降于肾，使肾水不寒；肾水亦须上济于心，使心阳不亢。这种关系可称为"水火既济"或"心肾相交"。

在病理上，心肾相交关系被打破，则出现相应病症。例如：心阳不振，心火不能下温肾阳，以致水寒不化，上凌于心，就会见到心悸、水肿等"水气凌心"的症候；若肾水不足或肾阳不足，不能蒸化肾阴，会使心阳独亢，而见心悸、怔忡、心烦、失眠等"心肾不交"的症候。若阴虚不能制阳，心火炎于上还可出现口舌生疮、口干少津、五心烦热等"阴虚火旺"的症状。

心主血，肾藏精，精血之间又能互相资生，因此，肾精亏损与心血不足亦常互为因果。又因为心藏神，肾精生髓，脑为精髓所组成的元神之府，故肾精、心血亏损，均可见到失眠、健忘、多梦等神志方面的症状。

5. 肝与肺　肝与肺的关系主要体现在气机的升降方面。肝位于膈下，为阴中之阳脏，其经脉由下而上贯膈注于肺，其气升发；肺居于膈上，为阳中之阴脏，其气肃降，肝肺二脏阴阳升降，以维持人体气机的功能正常。若肝气郁结，气郁化火，循经上行，灼肺伤津，可出现胁痛、易怒、咳逆、咯血等症，即为"肝火犯肺"。相反，肺失清肃，燥热下行，亦可影响肝，肝失条达，疏泄不利，则在咳嗽的同时，可出现胸胁引痛胀满、头晕头痛、面红目赤等症。

6. 脾与肺　肺主气，脾为气血生化之源。肺中所需津气，要靠脾运化水谷精微来供应。脾所运化的水谷精微则需肺气的宣发而敷布全身，故有"脾为生气之源，肺为主气之枢"之说。在病理上，脾气虚弱日久，可导致肺气亦衰，出现呼吸短促、语音低微等症。治疗上通过补益脾胃达到补肺的目的，此即"培土生金"。若脾失健运，水湿下行，聚而为痰，上逆犯肺，以致肺失宣降，便可出现喘咳、痰多等症，所以有"脾为生痰之源，肺为储痰之器"的说法。故临床治疗痰饮喘咳，多以健脾燥湿图其本，肃肺化痰治其标。另一方面，肺气不足，不能为脾布散水谷精微，则出现头晕、面色萎黄、四肢无力等症；或肺失肃降，不能通调水道，导致水液代谢紊乱，水湿内停，脾阳受困，出现水肿、倦怠、腹胀、便溏等症。

7. 肺与肾　肺与肾的关系，主要表现在气和水两个方面。

气的方面，肺司呼吸，肾主纳气，肺的呼吸需要肾的纳气作用来协助。只有肾中精气充盛，吸入之气才能经过肺的肃降下纳于肾。所以有"肺为气之主，肾为气之根"的说法。若肾的精气不足，摄纳无权，气浮于上；或肺气久虚，伤及肾气，而致肾不纳气，均可出现气喘、动则尤甚等症。

水的方面，肺为水之上源，肾为主水之脏。故水液代谢的正常与否，与肺肾二脏关系甚为密切。如果肺的宣降功能失职，或肾的气化作用不利，不仅可以影响水液的正常代谢，而且两者之间互相影响，造成水液代谢的严重障碍，可出现咳逆喘息不得卧、水肿等病症。

另外，肺肾之阴也是互相滋养的，肾阴为一身阴液之根本，所以肺阴虚可损及肾阴，肾阴虚则不能上滋肺阴，日久可致肺肾阴虚，出现颧红、潮热、盗汗、干咳、喑哑、腰膝酸软等病症。

8. 脾与肾　脾为后天之本，肾为先天之本。脾主运化水谷精微，须借助肾中阳气的温煦；肾中经气亦有赖于水谷精微的不断补充与化生。因此，在生理上，脾与肾，先天与后天，是相互资生、相互促进的。在病理上亦常互相影响、互为因果。如肾阳不足，不能温煦脾阳；或脾阳久虚，进而损及肾阳，最终可导致腹部冷痛、下利清谷、五更泄泻、水肿等脾肾阳虚证的发生。

9. 肝与脾　肝藏血而主疏泄，脾统血、主运化而为气血生化之源，肝脾二脏在生理上有着密切的关系。脾胃的升降、运化，有赖于肝气的疏泄。肝的功能正常，疏泄调畅，则脾胃升降适度、运化健旺。若肝失疏泄，就会引起脾胃的升降、运化失常，从而形成"肝脾不和"或"肝胃不和"之证。临床常见生气之后、胸胁痞满、食欲减退、食后腹胀、嗳气不舒等，就是肝失疏泄、影响脾胃、升降失常所致。反之，脾病也可影响于肝。如脾气不足、血无生化之源，或脾不统血、失血过多，均可累及于肝，形成肝血不足。又如脾失健运、水湿内停，日久蕴而生热，湿热郁蒸，使肝胆疏泄不利，可形成黄疸。由此可见，肝病传脾，脾病及肝，肝脾二脏是相互影响的。

10. 肝与肾　肝藏血，肾藏精，肝血有赖于肾精的滋养，肾精也不断得到肝血所化之精的填充，精与血是相互资生的，所以有"精血同源""肝肾同源"的说法。在病理上，肾精与肝血的病变亦常相互影响，如肾精亏损，可导致肝血不足；反之，肝血不足，可引起肾精亏损。

由于肝肾同源，所以肝肾的阴阳之间，也是相互联系、相互制约的。在病理上也常相互影响，阴液不足，可导致阳的偏亢；阳偏盛，则消灼阴液，可导致阴的不足。例如：肾阴不足，可引起肝阴不足，而导致肝阳上亢；反之，肝火太盛，也可下劫肾阴，形成肾阴亏损。

**（二）脏与腑**

脏与腑主要是表里关系。脏为阴，腑为阳；阴主里，阳主表。一腑一脏，一阳一阴，相互配合，并由经脉互为络属，以构成表里关系。兹分别介绍如下。

1. 心与小肠　心的经脉属心，络小肠；小肠的经脉属小肠，络心。心与小肠通过经脉的相互络属构成表里关系。表现在病理方面，如心经实火，可"移热与小肠"，引起尿少、尿赤、排尿灼热等小肠实热的症状。反之，小肠有热，亦可循经脉上熏于心，见心烦、舌赤糜烂等病症。

2. 肺与大肠　肺与大肠，亦通过经脉互为络属而构成表里关系。肺气肃降，则大肠传导如常，粪便排出通畅。若大肠积滞不通，则反过来影响肺气肃降。临床上，如肺失清肃，津液不能下达，则可见大便困难；若大肠实热，腑气不通，又可引起肺气不利而喘咳、胸满。

3. 脾与胃　脾与胃经脉互为络属而构成表里关系。胃主受纳，脾主运化，共同完成饮食物的消化、吸收及水谷精微的输布。胃气主降，脾气主升。胃降，糟粕得以下行；脾升，精气才能上输。胃为阳腑，喜润恶燥；脾为阴脏，喜燥恶湿。脾胃脏腑阴阳相合，升降相因，燥湿相济，才能维持人体消化吸收饮食物的功能。由于脾和胃在生理功能上相互联系，所以它们的病变也常相互影响。如脾为湿困，运化失职，清气不升，即可影响胃的受纳与和降，而见纳呆、呕恶、脘腹膨胀等病症。反之，若饮食失节，食滞胃脘，浊气不降，也要影响脾的升清与运化，而见腹胀、泄泻等症。

4. 肝与胆　胆附于肝，经脉互相络属。胆汁来源于肝，是肝之余气聚合而成的。因此，肝与胆在生理、病理上的关系是非常密切的。肝病常影响及胆，胆病也常影响肝，终则肝胆俱病，如肝胆火旺、肝胆湿热等。

5. 肾与膀胱　肾与膀胱的经脉互为络属，相为表里。膀胱的气化功能，取决于肾气的盛衰。肾气有助于膀胱司开合以约束尿液。肾气充足、固摄有权，膀胱开合有度，则可维持水液的正常代谢。如果肾气不足、气化不利、固摄无权，膀胱开合失常，就可出现小便不利或失禁、遗尿、尿频等病症。所以，尿液贮存与排泄的病变除与膀胱本身有关外，还多与肾有关。

**（三）腑与腑**

六腑的主要功能是传化物，在饮食的消化、吸收与排泄过程中，互相联系，密切配合，起着重要作用。

饮食入胃，经胃的腐熟，成为食糜，下降于肠。小肠承受胃的食糜，再进一步消化，泌别清浊。清者为精微以充养全身，浊者为糟粕进入大肠。代谢后的水液渗入膀胱，经气化作用排泄于外而为尿。进入大肠的糟粕经燥化与传导，通过肛门排出体外，是为粪便。在上述饮食物的消化、吸收与排泄过程中，还有赖于胆汁的疏泄以助消化，以及三焦的敷布元气、疏通水道作用。六腑的综合作用，主要是化水谷和行津液。由于六腑传化水谷，需要不断地受纳、消化、传导和排泄，虚实更替，宜通不宜滞，故前人有"六腑以通为用""腑病以通为补"的说法。

六腑在病理上也是相互影响的。如胃有实热、消灼津液、叩使大便燥结、大肠传导不利；而肠燥便秘也可影响胃的和降，使胃气上逆，出现恶心、呕吐等病症。又如胆火炽盛，常可犯胃，见呃逆、吐苦水等病症，而脾胃湿热，熏蒸于胆，使胆汁外溢，又可见黄疸病症。

# 第三节　经络学说

经络学说是人体运行气血、联系脏腑和体表及全身各部的通道，也是人体功能的调控系统。经络学说即阐述人体经络的循行分布、生理功能、病理变化及其相互关系的学说，是推拿学的基础，也是中医理论的重要组成部分。经络理论贯穿于中医的生理、病理、诊断和治疗等各个方面，对中医各科的临床实践具有重要的指导意义。所以《灵枢·经脉》篇曰："经脉者，所以能决死生，处百病，调虚实，不可不通。"

腹部推拿是推拿方法的一种，也是借助经络调节脏腑治疗疾病的一种疗法。因此，亦需要对经络学说有一定的了解，本节将从经络学说方面进行扼要的介绍，以使大家对经络学说产生一定的认识。

## 一、经络学说概述

经络，即经脉和络脉的总称。经，有路径的意思，经脉是经络系统的纵行干线。络，有网络的意思，络脉是经脉的分支，纵横交错，网络全身，无处不至。经脉是运行全身气血，联络脏腑肢节，沟通上下内外，调节体内各部分的通路。通过经络遍布全身、有规律性的循行和错综复杂的联络交会，把人体五脏六腑、四肢百骸、五官九窍、皮肉筋脉等组织器官联结成一个有机的整体。

1. 十二经脉　经脉分为正经和奇经两大类，为经络系统的主要部分。正经有十二，即手足三阴经和手足三阳经，合称"十二经脉"。此外，还有十二经别、十二经筋和十二皮部。十二经别是指从十二经脉别出的正经，也属于经脉范围，它的作用除了加强表里两经联系之外，还能通达某些正经未能经行的器官与形体，以补正经之不足。十二经筋，是十二经脉之气输布于筋肉骨节的体系，是附属于十二经脉的筋肉系统的总称，有连缀百骸、维络周身、主司关节运动的作用。十二皮部，是十二经脉在体表一定皮肤部位的反应区。由于十二经筋和十二皮部的分区，基本上和十二经脉在体表的循行部位一致，因此它们都是按照十二经脉命名的。

十二经脉有手经、足经、阴经、阳经之分。即于十二经脉中分为手三阴经、手三阳经、足三阴经、足三阳经4组。这是根据各经联系内脏的阴阳属性及其在肢体循行位置的不同而定的。阳经属腑络脏，行于四肢的外侧；阴经属脏络腑，行于四肢的内侧；手经行于上肢，足经行于下肢（表3-3-1）。

表 3-3-1　十二经脉名称及分类

| | 阴经（属脏） | 阳经（属腑） | 循行部位（阴经行于内侧，阳经行于外侧） | |
|---|---|---|---|---|
| 手 | 太阴肺经 | 阳明大肠经 | 上肢 | 前线 |
| | 厥阴心包经 | 少阳三焦经 | | 中线 |
| | 少阴心经 | 太阳小肠经 | | 后线 |
| 足 | 太阴脾经 | 阳明胃经 | 下肢 | 前线 |
| | 厥阴肝经 | 少阳胆经 | | 中线 |
| | 少阴肾经 | 太阳膀胱经 | | 后线 |

十二经脉除上述的循行特点外，每一经脉都有其一定的循行部位及对应的主要病症，其循行的部位都与所属的脏腑相连，其对应的主要病症都与脏腑的疾病及所循行的部位有关。此外，手、足三阴三阳经脉的走向也有一定规律，并且交接也有一定规律：手三阴经，从胸走手，交手三阳；手三阳经，从手走头，交足三阳；足三阳经，从头走足，交足三阴；足三阴经，从足走胸、走

腹，交手三阴。这样就构成了一个"阴阳相贯，如环无端"的循环经路。

手、足三阴三阳十二经脉，内系六脏（包括心包）、六腑，阴经属脏络腑，阳经属腑络脏，从而构成了脏腑阴阳的表里相合关系，即手阳明大肠经与手太阴肺经为表里，手少阳三焦经与手厥阴心包经为表里，手太阳小肠经与手少阴心经为表里，足阳明胃经与足太阴脾经为表里，足少阳胆经与足厥阴肝经为表里，足太阳膀胱经与足少阴肾经为表里。在循行路线上，凡具有表里关系的经脉，均循行分布于四肢内外两个侧面相对应的位置，并在手或足相互交接。由于手足阴阳十二经脉存在着这种表里关系，所以在生理上是彼此相通的，在病变时也是相互影响的。

十二经脉中与腹部推拿关系密切的经脉有足太阴脾经、足太阳膀胱经、足少阴肾经及足厥阴肝经，其循行见下文。

2. 奇经八脉　奇经八脉是督脉、任脉、冲脉、带脉、阴维脉、阳维脉、阴跷脉、阳跷脉的总称。由于它们与脏腑没有直接"络属"关系，相互之间也没有表里配合，与十二经脉不同，故称"奇经"。

奇经八脉交叉贯穿于十二经脉之间，具有加强经脉之间的联系，以调节正经气血的作用。凡十二经脉中气血满溢时，则流注于奇经八脉，蓄以备用；不足时，也可由奇经给予补充。奇经与肝、肾等脏及女子胞、脑、髓等奇恒之腑的联系较为密切，这对判断奇经的生理病理均有一定意义。

## 二、经络的生理及应用

经络是人体组织结构的重要组成部分。经络的理论，对于说明人体的生理功能、病理变化，以及指导临床的诊断与治疗，具有十分重要的意义。

1. 经络的生理　经络有沟通表里上下、联系脏腑器官与通行气血的作用。经络的功能活动，称为"经气"。人体是由五脏六腑、四肢百骸、五官九窍、皮肉脉筋骨等组成的，虽各有不同的生理功能，但又共同进行着有机的整体活动，使机体内外、上下保持协调统一，构成一个有机的整体。而这种有机配合、相互联系，主要是依靠经络的沟通、联络作用实现的。由于十二经脉及其分支的纵横交错，入里出表、通上达下、相互络属于脏腑；奇经八脉联系沟通十二正经；十二经筋、十二皮部联络筋脉皮肉，从而使人体的各个脏腑组织器官有机地联系起来，构成了一个表里、上下彼此间紧密联系，协调共济的统一体。人体各个组织器官，均需气血以濡养，才能维持其正常的生理活动。而气血之所以能通达全身，发挥其营养脏腑组织器官、抗御外邪、保卫机体的作用，则必须赖于经络的传注。所以《灵枢·本脏》篇曰："经脉者，所以行气血而营阴阳。濡筋骨，利关节者也。"这就是对这一生理功能的概括。

2. 经络的应用

（1）说明病理变化：经络在病理上的作用，主要是关系疾病的发生与传变。经络失去正常功能，即经气不利，就容易遭受外邪的侵袭而发病。既病之后，病邪又常沿着经络，由表入里，由浅及深地传变。《素问·皮部论篇》曰："邪客于皮则腠理开，开则邪入客于络脉，络脉满则注于经脉，经脉满则入舍于腑脏也。"其指出经络是外邪从皮毛腠理内传五脏六腑的传变途径。如外邪侵袭肌表，初见发热、恶风寒、头痛身痛等症；由于肺合皮毛，外邪循行内舍于肺，继而可见咳嗽、喘促、胸闷、胸痛等肺病的症状；又因肺与大肠相表里，有时可见到腹痛、腹泻或大便燥结等大肠病症。

经络不仅是外邪由表入里的传变途径，而且也是脏腑之间、脏腑与体表组织之间病变相互影响的重要渠道。通过经络的联系，内脏的病变可以反映到体表一定的部位，如肝病见两胁、少腹胀痛，这是因为足厥阴肝经"属肝""布胁肋""抵小腹"，两胁与少腹是肝经所过之处。其他如肾病见腰痛，胃火牙痛见牙龈肿痛，胆火见耳痛、耳聋等，也都是这个道理。通过经络联系，内脏的病变也可以相互影响，如肝病影响胃、心移热小肠、肾虚水犯、凌心射肺等。

（2）指导诊断和治疗：由于经络有一定的循行部位和脏腑属络，可以反映所属经络脏腑的病症，因而在临床上就可以根据疾病所出现的症状，结合经络循行部位及所联系的脏腑，作为诊断疾病的依据。例如：两胁疼痛，多为肝胆疾病；缺盆中痛，常是肺的病变。因为两胁是足厥阴肝经和足少阳胆经所过之处；缺盆是手太阴肺经所过之处；又如头痛一证，即可根据经脉在头部的循行分布规律而辨别：其痛在前额者，多与阳明经有关；痛在两侧者，多与少阳经有关；痛在后头部及项部者，多与太阳经有关；痛在颠顶者，多与厥阴经有关。《伤寒论》的六经辨证，就是在经络学说基础上发展起来的辨证体系。在临床实践中，还发现在经络循行的通路上，或在经气聚集的某些穴位处，有明显的压痛或有结节状、条索状的反应物，或局部皮肤的形态变化，也常有助于疾病的诊断。如盖国才编著的《腧穴压痛辨病诊断法》便是根据不同部位的经穴在各种疾病的反应，研究整理出来的一种穴位诊断方法。"经络测评"也是根据经络脏腑理论诊断疾病的方法，而且在临床上已得到了广泛的应用，如肺脏有病时可在肺俞穴出现结节或中府穴有压痛，肠痈可在阑尾穴有压痛，长期消化不良的病人可在脾俞穴见到异常变化等。"察其所痛，左右上下，知其寒温，何经所在"（《灵枢·官能》篇），就指出了经络对于指导临床诊断的意义和作用。

经络学说被广泛地用以指导临床各科的治疗，特别是对针灸、按摩和药物治疗，更具有重要指导意义。针灸与按摩疗法，主要是根据某一经或某一脏腑的病变，而在病变的邻近部位或循行的远隔部位上取穴，通过针灸或按摩，以调整经络气血的功能活动，从而达到治疗的目的。例如，治疗头痛，除了取疼痛局部的腧穴外，还常须循经远隔取穴，以增强疗效。如太阳头痛，多配手部后溪穴或足部昆仑穴；阳明经头痛，多配手部合谷穴或足部内庭穴；太阳经头痛则配手部中渚穴或足部足临泣穴来治疗。同样道理，脏腑有病，也可以在其相应的经脉上取穴。如胃痛取胃经的足三里；肝病取肝经的期门穴等。

此外，针刺麻醉，以及耳针、电针、穴位埋线、穴位结扎等治疗方法，都是在经络学说的指导下进行的，并使经络学说得到一定的发展。因此，经络学说不仅在说明人体生理功能和病理变化上有重要意义，而且是指导临床诊断与治疗的重要依据。

# 第四章　腹部推拿的原理

中医认为"正气内存，邪不可干"。正气内存，是指内脏的功能正常，那么邪气就不能破坏内脏的功能，即疾病就不会发生了。而中医所指的内脏便是五脏六腑，五脏六腑则大多又集中在腹部，因此，本章将从中医对腹部的认识、神阙与腹部推拿的关系两个方面来说明腹部推拿的原理。

## 第一节　中医对腹部的认识

从中医角度来看，人体的躯干分为上焦、中焦、下焦三个部分。横膈以上（胸部）为上焦，包括内脏心与肺。横膈以下至脐上为中焦，脐下为下焦，腹部包括了中焦、下焦两个部分，且包括了内脏脾、胃、肝、胆、肾、膀胱、大肠、小肠、女子胞等许多重要器官。

第一，中医脏腑生理学说认为，心位于胸中，但得养于脾胃，与小肠相表里，因此，通过经别络于小肠；肺虽位于胸中，但肺的经脉却起于中焦，下络大肠。其他脏腑俱在腹中，因此，五脏六腑与腹部有密切联系。

第二，中医学认为，背为阳，腹为阴，在腹背循行的8条经脉中，有任脉、足少阴肾经、足阳明胃经、足太阴脾经、足厥阴肝经5条经脉从腹部经过，足少阳胆经循行于腹侧，腹部不仅有阴中之阴的任脉，还有足阳明胃经和足少阳胆经两条阳经。因此，在腹部不仅可以调阴，而且可以调阳。因经络"内属脏腑、外络肢节"，故十二经脉的经别亦从腹部经过与脏腑相接。此外，还有带脉束腰一周与背部的督脉、膀胱经相连，冲脉、阴维脉亦行于小腹或腹前，为气血向全身输布提供了较广的途径。

第三，每一脏腑都有一个募穴。募穴是脏腑之气结聚的地方，由于募穴与脏腑的部位更接近，所以脏腑有邪多反映于募穴。滑伯仁曾说："阴阳经络，气相交贯，脏腑腹背，气相通应。"指脏腑与背俞、募穴相通。病邪侵袭脏腑，俞募则出现各种各样的病症，并以俞募为审查症候、诊断、治疗疾病的重要部位。因脏腑的募穴大多集中在腹部，故又称"腹募"。

腹部推拿，直接在腹部施术治疗内脏疾病或久病及里的慢性全身疾病，具有脏腑最集中、经脉最多、途径最短等优点。因此，腹部推拿治疗各种慢性疾病不失为一种最直接、最理想的刺激方法。

# 第二节　神阙与腹部推拿的关系

鲁氏腹部推拿治疗全身疾病已有多年，本节仅从脐的形成与经络的角度对以神阙为核心的系统输布气血的功能进行剖析，以期阐明腹部诊治与腹部推拿的原理。

## 一、脐的形成与神阙的功能

神阙位于脐窝中央，脐窝是由新生儿时脐带残端变干后，脐带与腹壁表皮相连处出现裂口，逐渐与腹壁脱离，遗留创面愈合后形成。因胎儿在母体内是通过脐带获得营养逐渐形成的，所以脐是禀受先天的最早形式。因此，神阙具有向四周及全身输布气血的功能。

**（一）脐带是胎儿从母体摄入氧气、营养物质的通道**

脐带的一端和胎儿腹壁的脐轮相连，另一端附着于胎盘的子体表面，内含两条脐动脉和一条脐静脉。其间充以脐状物，它具有保护脐带血管推动血液循环的作用。母体的气血则是由脐带中的血管向胎儿全身提供，并随着胎儿在母体的逐渐发育，以脐为中心向胎儿全身输布气血的网络不断得到完善，最后形成了一个完善的给养系统。因此，神阙向四周及全身输布气血的功能在先天已经形成。

**（二）胎儿出生后，脐带作为一个废弃的组织将会在新生儿期干燥、脱落**

脐带脱落后，营养的摄取方式发生了根本改变，通过呼吸吸取氧气，通过食物的消化、吸收摄取各种营养物质。虽然胎儿期从脐带供给营养的方式中断了，被一种新的方式所取代，但脐周系统向全身提供气血的通道及网络并未完全消失，而是随着营养摄取方式的改变，脐部输布气血的功能降到了一个次要的地位。一些血管与周围血管建立新的关系，一些组织闭锁，一些成为结缔组织系统，在新的环境下部分融入了新的气血调节系统，从而被人们所忽略。但是，这一固有的输布气血的功能关系依然存在。这如同旧河改道，有时旧的河道仍然有用。如以脐为中心呈"X"状扩散转移，在恶性肿瘤和感染的转移播送中均可遇到，这与淋巴管以脐为中心的分布有关。

因此，以神阙为轴心的大腹部不仅有个已知的与全身气血运行相关的循环系统，而且还拥有一个被人们忽略的全身高级调控系统。这个系统可能形成于胚胎期，虽然目前我们尚无解读其密码的能力，但也可以从中医的临床应用中略见端倪。

## 二、中医对神阙的认识

中医认为，腹诊具有审病因、析病机、断病位、辨病性、定病症、立治法、测预后的作用，在诊治疾病中有着极其重要的意义。因脐位于大腹中央，又名神阙，系血脉之根、生命之蒂，故腹诊多与脐和脐周有关。而腹部推拿经络腧穴又与神阙有一定的相关性，使腹部形成了一个以神阙为核心的诊治体系。

俞根初先生曰："按腹之要，以脐为先。"说明了脐诊在腹诊中的重要性。中医认为，脐位于大腹中央、身体正中，又名"神阙"，系血脉之蒂，为精、神、气血往来之要，与冲任关系密切，并为人体上、下、左、右交会之中心，乃生气所系，内通五脏而关系于肾。故触脐上下任脉之硬坚，而知脾肾之虚；触脐周硬满压痛，知脾胃之不和。动气脐上知下焦虚寒，阳气浮越；脐上筑动知阴津亏虚，虚阳浮越；脐上动气知下虚已极，摄纳无权。当脐动气知脾肾虚寒，命门火衰；当脐筑筑跳动、脉来滑数知肠热蕴结，阳明气逆；脐跳当脐或左旁，或上冲脘中，其势如新张弓弦，知木亏水旺，冲阳上冒；动气在脐下，脐跳弦紧或弦细，腹部拘紧，知寒邪内郁，寒伤冲脉。从上论述，我们不难看出脏腑与神阙的相关性。

如果把任脉和天枢穴连接成一个以神阙为轴心的坐标的话，我们可以惊奇地发现许多重要的穴位集中在纵轴与横轴上，这可能与神阙输布气血的功能有关。天枢位于脐旁的横坐标上，从解剖投影角度来看与大肠并不接近，却能反映大肠的疾病；关元是纵轴上的一个点，而小肠在腹腔内占有很大的体积，但小肠疾病却能从关元穴得到诊治。此外，膻中、巨阙、中脘、气海、石门、中极等穴都有类似的特性，数千年来，这种特性在临床上一直被广泛地应用。这些可能与胚胎发育早期的脐肠管、脐尿管、卵黄柄、尿囊、脐动脉和脐静脉等随着胚胎发育的逐渐闭锁，出生后虽然成为结缔组织系统，但与脐环都形成了一个固有的联系形式有关。因而，其中不少的穴位和其所主脏腑的联系有时出现一种与脐环联结的放射性。这可能与胚胎发育期脐环与脏腑沟通的渠道有关。

## 三、经络系统与神阙的关系

神阙，是奇经八脉之一"任脉"上的一个重要穴位，又名脐中、气舍、维会、命蒂、前命门等，它既与十二经脉相连，也与十二脏腑和全身相通。其通路如下。

### （一）脐通过奇经八脉与十二经脉相通

奇经八脉指冲、任、督、带、阴维、阳维、阴跷、阳跷8条经脉，其中，有4条直接到脐。一是任脉，二是督脉。《素问·骨空论篇》曰："其少腹直上者，贯脐中央，上贯心，入喉……"三是带脉。《灵枢·经别》篇曰："当十四椎，出属带脉。"《经络学》曰："带脉横绕腰腹周围，前平脐，后平十四椎。"四是冲脉。《素问·骨空论篇》曰："冲脉者，起于气街，并少阴之经，侠脐上行，至胸中而散。"

任脉为"阴脉之海"，能"总任诸阴"，对全身阴经脉气有总揽、总任的作用，其脉气与手足各阴经相交会。足三阴与任脉交会于关元、中极；阴维与任脉交会于天突、廉泉；冲脉与任脉交会于阴交；足三阴经脉上交于手三阴经脉，故任脉联系了所有阴经。也就是说，脐通过任脉与全身的阴经相联通。

此外，据《奇经八脉考》，任脉会足少阳于阴交，会手太阳、少阳、足阳明于中脘，会手足阳明、督脉于承浆。即脐又可通过冲脉与小肠经、三焦经、大肠经、胆经、胃经、督脉等相联通。

督脉为"阳脉之海"，能"总督诸阳"。它的脉气多与手足三阳经相交会（大椎是其集中点）；又因为带脉出于第二腰椎，督脉与阳维脉交于风府、哑门，故脐可通过督脉与诸阳经相联系。

带脉横行腹腰之间，能"约束诸经"，足部的阴阳经脉都受带脉的约束。又由于带脉出自督脉，行于腰腹，腰腹部是冲、任、督三脉脉气所发之处。故脐可通过带脉与足三阴、足三阳经及冲、督相联系。

冲脉上至头，下至足，贯穿全身，为"十二经脉之海""五脏六腑之海"，能调节十二经气血，其脉气在头部灌注诸阳经，在下肢渗入三阴经，并与肾、胃经相并上行。故脐可通过冲脉与十二经脉相通。

总之，任、督、冲"一源而三歧"。任、督、冲、带四脉脉气相通，共同纵横贯穿于十二经脉之间，具有调节正经气血的作用。故神阙穴可通过奇经八脉通周身之经气。

### （二）脐与五脏及其经脉相通

（1）脐与心相通：《灵枢·经筋》篇曰："手少阴之经……下系于脐。"《素问·骨空论篇》曰，督脉"其少腹直上者，贯脐中央，上贯心"。《会元针灸学》曰："神阙者，神之舍也，心藏神，脐为神之舍。"《经穴名的考察》曰："神阙：神是心灵、生命力，阙是君主居城之门（树中按：心者，君主之官），为生命力居住的地方。"可见，脐与心脏、心经相通。

（2）脐与肝相通：《灵枢·营气》篇曰："上行之肝……其支别者，上额，循巅，下项中，循脊入骶，是督脉也。络阴器，上过毛中，入脐中。"又据解剖学：脐下腹膜有丰富的静脉网，结于门静脉。在胎儿期，脐静脉直达肝脏。可见，脐与肝相通。

（3）脐与脾相通：《灵枢·经筋》篇曰："足太阴之筋……聚于阴器。上腹，结于脐。"冲脉挟脐上行，脾经之公孙穴通于冲脉。又脾为后天之本，脐为后天之气舍。

（4）脐与肺相通：《灵枢·营气》篇曰："故气从太阴出……入脐中，上循腹里，入缺盆，下注肺中，复出太阴。"又肺脉属肺，下络大肠，而《灵枢·肠胃》篇曰："迴肠当脐。"另据经脉循行，足少阴肾经挟脐上行，入肺中。此外脐属任脉，而肺经之络穴列缺通于任脉。故脐与肺脏、肺经相通。

（5）脐与肾相通：《灵枢·经别》篇曰："足少阴之正……上至肾，当十四椎，出属带脉。"而带脉前平脐部，故肾与肾经可通过带脉通脐。又肾脉挟脐上行，肾为先天之本，脐也为先天之本。《道藏》曰，神阙"为心肾交通之门户"。

### （三）脐与六腑及其经脉相通

表里脏腑经脉之间的络属关系，决定了脐既然与五脏相通，也就与六腑相通。

（1）脐与胃相通：脐当胃下口。《灵枢·经脉》篇曰："胃足阳明之脉……下挟脐。"《难经·二十八难》曰："冲脉者，起于气冲，并足阳明之经，夹脐上行，至胸中而散也。"脐属任脉。《奇经八脉考》曰：任脉"会足阳明于中脘"。

（2）脐与胆相通：脐属任脉，任脉会足少阳于阴交；督脉贯脐中央，督脉会足少阳于大椎；带脉过脐，会足少阳于带脉、五枢、维道，且足少阳胆经的足临泣穴通过带脉。故脐可通过任、督、带脉与胆腑及胆脉相通。

（3）脐与大肠相通：脐之深部直接与大肠连接。《灵枢·肠胃》篇曰："迴肠当脐。"《幼科大全·论脐》曰："脐之窍属大肠。"

（4）脐与小肠相通：《灵枢·肠胃》篇曰："小肠后附脊，左环迴周迭积，其注于迴肠者，外附于脐上。"脐属任脉。《奇经八脉考》曰：任脉"会手太阳于中脘"。督脉"贯脐中央"，会手太阳于大椎，且手太阳小肠经的后溪穴通于督脉。故脐与小肠腑、小肠经相通。

（5）脐与三焦相通：《难经·六十六难》曰："脐下肾间动气者，人之生命也，十二经之根本也，故名曰原。三焦者，原气之别使也，主通行三气，经历于五脏六腑。原者，三焦之尊号也，故所止辄为原。"《难经·三十一难》曰："中焦者……其治在脐旁；下焦者……其治在脐下一寸，故名曰三焦。"脐属任脉。《奇经八脉考》曰：任脉"会手少阳于中脘"。故脐与三焦腑、三焦经相通。

（6）脐与膀胱相通：《灵枢·经别》篇曰，足少阴经别，"别走太阳而合……出属带脉"。带脉过脐，故足太阳膀胱经通过带脉与脐相通。督脉"贯脐中央"，《奇经八脉考》曰，督脉"与太阳中络者，合少阴上股内廉"。故脐可通过督脉与膀胱腑、膀胱经相通。

**（四）经络感传证明脐与全身经脉相通**

有人在经络敏感人的身上针刺其神阙穴时发现，针刺神阙穴能引出不少感传线路，其大体可分为三类：一是纵行主干，呈双向贯注循行任脉通督脉；二是横行双向贯注的环形线路，为沟通神阙穴与命门穴的一条捷径；三是由神阙穴向胸腹壁斜行双向贯注的放射状路线。这些感传路线分布严正，排列规则，分布联系范围广泛。这说明脐与全身经脉相通。

综上所述，脐乃经络的总枢，经气的汇海。

## 四、神阙与气功理论

古今中外的医家或气功家都认为"丹田"的部位在"脐下"，而对"脐下"二字却有不同的理解。一部分认为是仰卧位的"脐下"，即脐的深部，如道家气功多以脐为丹田，现在的"脐密功"等也以脐为丹田。另一部分认为是站立位的脐下，此又有分歧：或曰脐下 1.5 寸气海穴为丹田，或曰脐下 2 寸石门穴为丹田，或曰脐下 3 寸关元穴为丹田。我们认为以脐的深部为丹田是正确的，经络感传现象便雄辩地证明了这一点。如有人为了探索丹田的部位，在针灸实践中发现多次接受针灸的经络敏感人，其经络感传速度快，感传部位远，且有针一穴能同时贯通诸经的现象。于是选择 3 例经络敏感人作为观察对象，分别对气海、石门、关元和神阙等穴，进行了反复的针刺（深度为 1 寸）探测，发现针刺前三穴时，除激发循任脉的感传外，未见其他感传路线，而在针刺神阙穴时，却可引出许多感传线。从而提示"脐下"即神阙穴的深部，这样练功导气就能通过神阙穴的感传路线而通达全身，起着对整个机体的调节作用。

《道藏》曰："脐为后天之气舍。"古人又曰："真阳在，人命在；真阳散，人即死，故脐为命之蒂。"此之真阳，即婴儿出生断脐后从母体带来的一点先天之气，此气在人生后即归入脐内，所以练气功者就是要意守脐部练先天之气。

意守脐部（丹田），可诱导大脑入静。再则，由于脐部解剖部位的重要性，意守脐部能改善腹部血液循环，促进腹式呼吸甚至胎息的形成，以调整自主神经和内脏的活动，从而强壮身体，防治疾病。

在脐部及其周围推拿实际上也是间接地起到了意守丹田的作用。

## 五、神阙与《周易》太极及中医理论

《周易·系辞上》曰："易有太极，是生两仪，两仪生四象，四象生八卦。"此之太极，就是天地未形成前的混沌状态，气、形、质混为一体，清浊未分。后来由于太极运动产生阴阳二气，气之轻清者上浮为天，气之重浊者下降为地。这一过程可用太极图来表示（图4-2-1）：

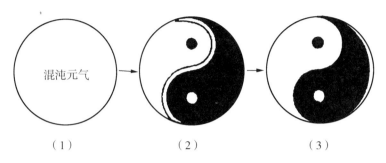

（1）　　　　　　　　　（2）　　　　　　　　　（3）

图 4-2-1　太极演变

一般所言的太极图，多以图4-2-1（3）为准。太极图高度概括了宇宙间一切事物的变化规律，是一个具有高深哲理和分析探索事物规律的模型。太极图是一个圆圈，中间以一个"S"形的曲线分开，左白右黑，恰似黑白两条鱼，故俗称阴阳鱼。白鱼在左，头向上，属阳；黑鱼在右，头向下，属阴。阴阳鱼相互环抱，象征阳升阴降，阴阳互根，进退消长。太极图最外层的圆圈，为太虚或无极，表示宇宙万物是由元气化生的，同时又在运动和循环。

又有学者认为，太极图包括天、地、人三部。它的阳方代表天部，阴方代表地部，中间的曲线代表人部。太极图是一个研究天地万物共同规律的法象图。此即孟康所言："太极之气，含三为一。"亦即老子《道德经》所言："道生一，一生二，二生三，三生万物，万物负阴而抱阳，冲气以为和。"

宋代朱熹说："太极者，可以指夫天地万物之根也，合而言之，万物统一太极也；分而言之，一物各具一太极也。"（《周子全书·太极图说》朱注）。又说："人人有一太极，物物有一太极。"（《朱子语类》）。那么，人的太极在哪里呢？

肚脐便恰是人体太极之所在。对此，历代医家都有论述，如《难经·八难》曰："诸十二经脉者，皆系于生气之原。所谓生气之原者，谓十二经之根本也，谓肾间动气也。此五脏六腑之本，十二经脉之根，呼吸之门，三焦之原。"《难经·六十六难》亦曰："脐下肾间动气者，人之生命也，十二经之根本也。"《类经图翼·大宝论》曰："人之初生，生由脐带，脐接丹田，是为气海，即命门也。所谓命门者，先天之生我者，由此而受；后天之我生者，由此而栽也。夫生之门即死之户，所以人之盛衰安危，皆系于此者，以其为生气之源。而气强则强，气衰则病，此虽至阴之地，而实元阳之宅。"《会元针灸学》曰："神阙者，神之所舍其中也。上则天部，下则地部，中为人部，两旁有气穴、肓俞，上有水分、下脘，下有胞门、横户，脐居正中，如门之阙，神通先天。父母相交而成胎时，先生脐带，形如荷茎，系于母之命门。天一生水而生

51

肾，状如未敷莲花，顺五行以生，赖母气以相传，十月胎满，则神注于脐中而成人，故名神阙。"又"名气舍者，后天胃气谷气舍入，先天之精气舍出"。此外，印度医学也曾一度把脐看成一切血管和神经的发端。由此可见，脐即人身之太极所在部位。

太极是宇宙阴阳气化的缩影，而肚脐"居中立极"，是人体阴阳气化的总枢。如《素问·至真要大论篇》曰："气之上下何谓也？岐伯曰：身半以上，其气三矣，天之分也，天气主之；身半以下，其气三矣，地之分也，地气主之。以名命气，以气命处，而言其病。半，所谓天枢也。"王冰注曰："当伸臂指天，舒足指地，以绳量之，正中当脐也，故又曰半，所谓天枢也。天枢，正当脐两旁同身寸之二寸也。"张志聪注曰："夫所谓天枢者，上下交互而旋转。故在天地乃上下气交之中名天枢。在人身以身半之中名天枢也。"《素问·六微旨大论篇》亦曰："天枢之上，天气主之；天枢之下，地气主之；气交之分，人气从之，万物由之。"可见肚脐部是人体气机升降出入的总枢，故《理瀹骈文》亦曰："（在肚脐）炒煨、煎抹与缚之法，可以升降变化，分清浊而理阴阳。"又"炒煨、煎抹与缚之法枢也，在中兼表里者也，可以转运阴阳之气也"。

运用太极、气化理论研究神阙及腹部推拿的机制，是个古老而又新生的课题，很值得进一步深入研究，相信会有新的发现。

## 六、神阙与现代理论

解剖表明，脐在胎儿时期，表面包有羊膜，内有一对脐动脉、一条脐静脉，以及结缔组织。胎儿出生切断脐带包扎后，脐动脉与脐静脉逐渐封闭。脐静脉在脐到肝的一段成为肝圆韧带，肝后缘到下腔静脉间的一段成为静脉韧带。脐动脉封闭后所残存的遗迹居脐外侧壁之中，成为脐外侧韧带。脐的结构从外至内依次为皮肤、致密瘢痕组织、脐筋膜和腹膜壁层。内部是小肠。脐部腹壁下有动脉、静脉分支。脐区是受第 10 肋间神经的前皮支的内侧支支配的。

随着皮肤生理、生化和理化研究的进展，人们发现肚脐具有皮肤菲薄、敏感度高、含有大量微血管、渗透性强、吸收力快等特点。脐在胚胎发育过程为腹壁最后闭合处，表皮角质层最薄，屏障功能较差，且脐下无脂肪组织，皮肤筋膜和腹膜直接相连，故渗透力强。药物分子较易透过脐部皮肤的角质层，进入细胞间质，迅速弥散入血而通达全身。

从解剖部位看，脐部靠近腹腔和盆腔，此处有腹腔丛、肠系膜间丛、腹下丛及盆腔丛等自主神经的主要神经丛存在，还有最主要的神经节，如腹腔节、主动脉肾节、肠系膜下节等。它们支配腹腔和盆腔内所有的脏腑器官和血管。可见，脐部既是人体最重要的部位，也是最敏感、最有利于发挥疗效的部位。

## 七、神阙与全息生物学的关系

全息生物学是山东大学张颖清教授于 20 世纪 70 年代创立的一门新学科，全息生物学的核心是全息胚学说。

所谓"全息"，是指生物体部分与部分、部分与整体之间信息全等的一种自然属性。而包含有整体全部信息的"相对独立部分"，张颖清称之为"全息元"或"全息胚"。全息胚学说认为，生物体由处于不同发育阶段的，具有不同特化程度的全息胚组成。其中，发育程度较高的全息胚由发育程度较低的全息胚组成。在多细胞生物体，细胞是发育程度最低的全息胚。全息胚在不同程度上是整体的缩影。我们身体上的眼、耳、鼻、口、唇、舌、手、足等部分都是全息胚，都在不同程度上是整体的缩影，故运用耳针、眼针、舌针、手针、足针等这些微针系统可以诊治全身的疾病。

实质上，早在《难经·十六难》中，就已经对五脏六腑在脐部的全息对应部位有了明确记载。我们在临床实践中已发现，在脐部确实存在着一个微针（诊）系统，可以诊治全身各部的疾病。

综上所述，腹部推拿有其充实的理论基础，但现在这方面的研究还很不够，尤其是在中国传统文化思想（如经络学说、太极气化学说、气功理论等）和现代科学成果（如现代医学、现代系统论、控制论、信息论、现代数学、全息生物学等）的有机结合方面，还甚少有人涉及。这也是腹部推拿理论研究的发展方向之一。

# 第五章　腹部推拿的经络腧穴

在鲁氏腹部推拿中，腹部是重要的施术部位，但是也需要在背部及其他部位施术，本章将简要介绍在腹部推拿治疗中所用到的经络腧穴，主要包括循行于腹部、背部的经脉，腹部、背腰部的经穴及腹部的经外奇穴。

## 第一节　循行于腹部、背部的经脉

### 一、循行于腹部的经脉

循行于腹部且与鲁氏腹部推拿有较密切关系的经脉有任脉经、肾经、脾经、胃经、肝经和胆经。其循行路线如下。

1. 任脉循行　任脉起于胞中，下出于会阴，经阴阜沿腹部正中线上行，经咽喉部（天突穴）到达下唇内，左右分行，环绕口唇，交会于督脉之龈交穴，再分别通过鼻翼两旁，上至眼眶下（承泣穴），交于足阳明胃经（图 5 -1-1）。分支：由胞中贯脊，向上循行于背部。

2. 足少阴肾经经脉循行　足少阴肾经起于足小趾端，斜向于足心（涌泉穴），出于舟骨粗隆下（然骨穴），经内踝后进入足跟，再向上沿小腿内侧后缘上行，出腘窝内侧，直至大腿内侧后缘，入脊内，穿过脊柱，属肾，络膀胱（图 5-1-2）。

（1）腰部的直行分支：从肾上行，通过肝脏，上经横膈，进入肺中，沿喉咙，上至舌根两侧。

（2）肺部的分支：从肺中分出，络于心，流注于胸中（膻中穴），与手厥

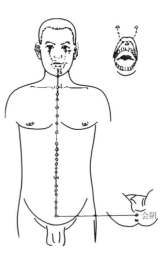

图 5-1-1　任脉循行

阴心包经相接。

3. 足太阴脾经经脉循行 足太阴脾经起于足大趾内侧端（隐白穴），沿足内侧赤白肉际上行，经内踝前面（商丘穴），上小腿内侧，沿胫骨后缘上行，至内踝上八寸处（漏谷穴）走至足厥阴肝经前面，经膝股内侧前缘至冲门穴，进入腹部，属脾络胃，向上通过横膈，夹食管旁（络大包，会中府），连于舌根，散于舌下（图5-1-3）。

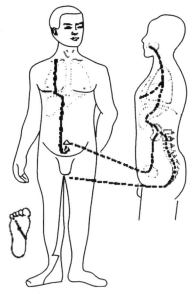
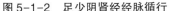
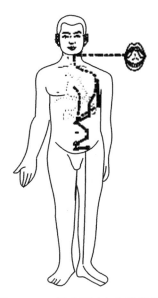

图 5-1-2 足少阴肾经经脉循行　　　　图 5-1-3 足太阴脾经经脉循行

分支：从胃部分出，向上通过横膈，于任脉的膻中穴处注入心中，与手少阴心经相接。

4. 足阳明胃经经脉循行 起于鼻翼两侧（迎香穴），上行到鼻根部，与旁侧足太阳经交会，向下沿鼻的外侧（承泣穴），进入上齿龈内，回出环绕口唇，向下交会于颏唇沟承浆（任脉）处，再向后沿着口腮后下方，出于下颌大迎处，沿着下颌角颊车，上行耳前，经过上关（足少阳胆经），沿着发际，到达前额（神庭穴）。

（1）面部支脉：从大迎前下走人迎，沿着喉咙进入缺盆部，向下通过横膈，属胃，联络脾脏。

（2）缺盆部直行的脉：经乳头向下夹脐旁，进入少腹两侧气冲。

（3）胃下口部支脉：沿着腹里向下到气冲会合，再由此下行至髀关，直抵伏兔部，下至膝盖，沿着胫骨外侧前缘，下经足跗进入第2趾外侧端（厉兑穴）。

（4）胫部支脉：从膝下 3 寸（足三里）处分出，进入足中趾外侧。

（5）足跗部支脉：从跗上（冲阳穴）分出，进入足大趾内侧端（隐白穴），与足太阴脾经相接（图 5-1-4）。

5. 足厥阴肝经经脉循行　足厥阴肝经起于足大趾爪甲后丛毛处（大敦穴），沿足背内侧向上，经过内踝前 1 寸处（中封穴），上行小腿内侧（经过足太阴脾经的三阴交），至内踝上 8 寸处交出于足太阴脾经的后面，至膝腘内侧（曲泉穴）沿大腿内侧中线，进入阴毛中，环绕过生殖器至小腹，夹于胃两旁，属肝，络胆；向上通过横膈，分布于胁肋部，沿喉咙之后，向上进入鼻咽部，连接目系（眼球后的脉络联系），上经前额到达颠顶与督脉交会（图 5-1-5）。

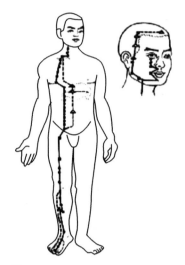

图 5-1-4　足阳明胃经经脉循行

（1）目系分支：从目系走向面颊的深层，下行坏绕口唇之内。

（2）肝部分支：从肝分出，穿过横膈，向上流注于肺（交于手太阴肺经）。

6. 足少阳胆经经脉循行　足少阳胆经起于眼外角（瞳子髎穴），向上到达额角部，下行至耳后（完骨穴），外折向上行，经额部至眉上（阳白穴），复返向耳后（风池穴），再沿颈部侧面行于少阳三焦经之前，至肩上退后，交出手少阳三焦经之后，进入缺盆部（图 5-1-6）。

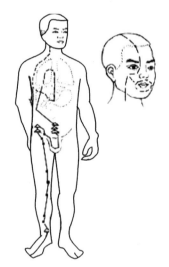

图 5-1-5　足厥阴肝经经脉循行

（1）耳部分支：从耳后（完骨穴）分出，经手少阳三焦经的翳风穴进入耳中，过手太阳小肠经的听宫穴，出走耳前，至眼外角的后方。

（2）眼外角分支：从眼外角分出，下行至下颌部足阳明胃经的大迎穴附近，与手少阳三焦经分布于面颊部的支脉相合，其经脉向下覆盖于颊车穴部，下行颈部，与前脉会合于缺盆后，下入胸中，穿过横膈，络肝，属胆，沿胁里浅出气街（腹股沟动脉处），绕阴部毛际，横向进入髋关节部（环跳穴）。

（3）缺盆部直行分支：从缺盆分出，向下至腋窝，沿胸侧部，经过季胁下行至髋关节部（环跳穴）与前脉会合，再向下沿大腿外侧，出膝关节外侧，行于腓骨前面，直下至腓骨下段，浅出外踝之前，沿足背外侧进入第4趾外侧端（足窍阴穴）。

（4）足背分支：从足背（足临泣穴）分出，沿第1、第2趾骨间，出趾端，回转通过爪甲，出于趾背毫毛部，接足厥阴肝经。

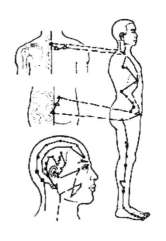

图 5-1-6　足少阳胆经经脉循行

## 二、循行于背部的经脉

在鲁氏腹部推拿中，背部也是收气过程中必不可少的操作部位，因此循行于背部的督脉与膀胱经就显得格外重要了。其路线循行如下。

1. 督脉循行　督脉起于小腹内，下出会阴，向后至尾骶部的长强穴，沿脊柱上行，经项部至风府穴，进入脑内，属脑，沿头部正中线，上至颠顶的百会穴，经前额下行鼻柱至鼻尖的素髎穴，过人中至上齿正中的龈交穴（图5-1-7）。

分支：第1支，与冲、任二脉同起于胞中，出于会阴部，在尾骨端与足少阴肾经、足太阳膀胱经的脉气会合，贯脊，属肾。第2支，从小腹直上贯脐，向上贯心，至咽喉与冲、任二脉相会合，到下颌部，环绕口唇，至两目下中央。第3支，与足太阳膀胱经同起于眼内角，上行至前额，于颠顶交会，入络于脑，再别出下项，沿肩胛骨内，脊柱两旁，到达腰中，进入脊柱两侧的肌肉，与肾脏相联络。

2. 足太阳膀胱经经脉循行　足太阳膀胱经起于内眼角（睛明穴），上过额部，直至颠顶交会于督脉的百会穴（图5-1-8）。

（1）颠顶部的分支：从颠顶（百会穴）分出至耳上角。

（2）颠顶向后直行分支：从颠顶下行（至脑户穴）入颅内，络脑，复返出来下行项后（天柱穴）。

下分为两支：其一，沿肩胛内侧（大杼穴）始，夹脊旁，沿背中线旁1.5寸，下行至腰部，进入脊旁筋肉，络于肾，下属膀胱，再从腰中分出下行，夹脊旁，通于臀部，经大腿后面，进入腘窝中；其二，从肩胛内侧分别下行，通过肩胛，沿背中线旁3寸下行，过臀部，经过髋关节部（环跳穴），沿大腿外侧后边下行，会合于腘窝中，向下通过腓肠肌，经外踝后面（昆仑穴），在足跟部折向前，经足背外侧至足小趾外侧端（至阴穴），与足少阴肾经相接。

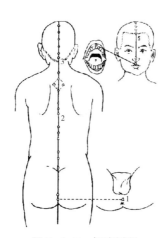

图 5-1-7　督脉循行

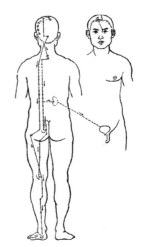

图 5-1-8　足太阳膀胱经经脉循行

# 第二节　腹部的经穴

对于鲁氏腹部推拿来说，循行于腹部的六条经脉都在治疗中起到一定作用，特别是任脉，比较重要，本节就重点介绍这些经穴。

## 一、腹部的任脉经穴

腹部的任脉经穴在鲁氏腹部推拿治疗中用得较多，这里就介绍曲骨等 14 个任脉经穴的定位与主治。

**（一）曲骨**

（1）定位：前正中线上，脐下 5 寸，当耻骨联合上缘中点处（图 5-2-1）。

（2）主治：少腹胀满，小便淋漓，遗尿，月经不调，赤白带下。

**（二）中极**

（1）定位：前正中线上，脐下 4 寸（图 5-2-1）。

（2）主治：遗尿，小便不利，癃闭，遗精，阳痿，不育，月经不调，带下。

**（三）关元**

（1）定位：前正中线上，脐下 3 寸（图 5-2-1）。

（2）主治：少腹疼痛，腹泻，痢疾，脱肛，疝气，尿闭，尿频，遗精，阳痿，月经不调，带下。

**（四）石门**

（1）定位：前正中线上，脐下 2 寸（图 5-2-1）。

（2）主治：腹胀，腹泻，痢疾，绕脐疼痛，奔豚气，疝气，水肿，小便不利，遗精，阳痿，经闭，带下。

**（五）气海**

（1）定位：前正中线上，脐下1.5寸（图5-2-1）。

（2）主治：中风脱证，乏力，水谷不化，绕脐疼痛，腹泻，痢疾，便秘，小便不利，遗尿，遗精，阳痿，疝气，月经不调，带下，水肿，气喘。

**（六）阴交**

（1）定位：前正中线上，脐下1寸（图5-2-1）。

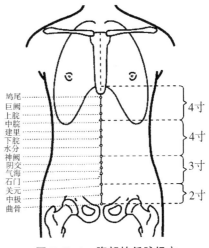

图5-2-1　腹部的任脉经穴

（2）主治：乏力，水谷不化，绕脐疼痛，腹泻，痢疾，便秘，小便不利，遗尿，遗精，阳痿，疝气，月经不调，带下，水肿，气喘。

**（七）神阙**

（1）定位：脐窝中央（图5-2-1）。

（2）主治：腹痛，腹胀，腹泻，痢疾，便秘，脱肛，水肿，鼓胀，小便不利。

**（八）水分**

（1）定位：前正中线上，脐上1寸（图5-2-1）。

（2）主治：水肿，小便不利，腹痛，腹泻，胃反吐食。

**（九）下脘**

（1）定位：前正中线上，脐上2寸（图5-2-1）。

（2）主治：腹痛，腹胀，腹泻，呕吐，食谷不化，小儿疳积，痞块。

**（十）建里**

（1）定位：前正中线上，脐上3寸（图5-2-1）。

（2）主治：胃痛，呕吐，食欲减退，腹胀，腹痛，水肿。

**（十一）中脘**

（1）定位：前正中线上，脐上4寸，或脐与胸剑联合连线的中点处（图5-2-1）。

（2）主治：胃痛，腹胀，纳呆，呕吐，吞酸，呃逆，疳疾，黄疸，脏躁，失眠，惊悸，哮喘。

**（十二）上脘**

（1）定位：前正中线上，脐上 5 寸（图 5-2-1）。

（2）主治：胃痛，呕吐，呃逆，腹胀。

**（十三）巨阙**

（1）定位：前正中线上，脐上 6 寸，或胸剑联合下 2 寸（图5-2-1）。

（2）主治：胸痛，心悸，呕吐，吞酸。

**（十四）鸠尾**

（1）定位：前正中线上，脐上 7 寸，或剑突下，胸剑联合下 1 寸（图5-2-1）。

（2）主治：胸满，咳喘，皮肤痛或瘙痒。

## 二、腹部的足少阴肾经经穴

**（一）横骨**

（1）定位：脐下 5 寸，耻骨联合上际，前正中线旁开 0.5 寸（图 5-2-2）。

（2）主治：少腹胀痛，小便不利，遗尿，遗精，阳痿，疝气。

**（二）大赫**

（1）定位：脐下 4 寸，前正中线旁开 0.5 寸（图 5-2-2）。

（2）主治：遗精，阳痿，阴挺，带下。

**（三）气穴**

（1）定位：脐下 3 寸，前正中线旁开 0.5 寸（图 5-2-2）。

（2）主治：奔豚气，月经不调，带下，小便不利，腹泻。

**（四）四满**

（1）定位：脐下 2 寸，前正中线旁开 0.5 寸（图 5-2-2）。

（2）主治：月经不调，崩漏，带下，产后恶露不净，遗精，小腹痛，脐下积、聚、疝、瘕，水肿。

**（五）中注**

（1）定位：脐下 1 寸，前正中线旁开 0.5 寸（图 5-2-2）。

（2）主治：月经不调，腹痛，便秘，腹泻。

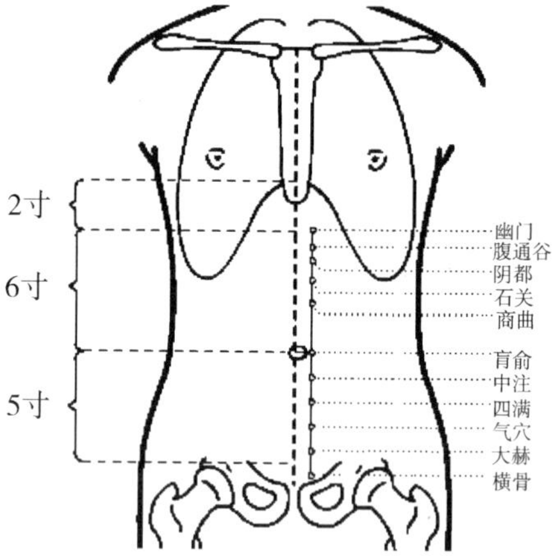

图 5-2-2　腹部的足少阴肾经经穴

**（六）肓俞**

（1）定位：脐旁 0.5 寸（图 5-2-2）。

（2）主治：腹痛，腹胀，腹泻，便秘，月经不调，疝气。

**（七）商曲**

（1）定位：脐上 2 寸，前正中线旁开 0.5 寸（图 5-2-2）。

（2）主治：胃痛，腹痛，腹胀，腹泻，便秘，腹中积聚。

**（八）石关**

（1）定位：脐上 3 寸，前正中线旁开 0.5 寸（图 5-2-2）。

（2）主治：胃痛，呕吐，腹痛，腹胀，便秘，不孕。

**（九）阴都**

（1）定位：脐上 4 寸，前正中线旁开 0.5 寸（图 5-2-2）。

（2）主治：胃痛，腹胀，便秘。

**（十）腹通谷**

（1）定位：脐上 5 寸，前正中线旁开 0.5 寸（图 5-2-2）。

（2）主治：腹痛，腹胀，胃痛，呕吐，心痛，心悸，胸痛。

**（十一）幽门**

（1）定位：脐上 6 寸，前正中线旁开 0.5 寸（图 5-2-2）。

（2）主治：善哕，呕吐，腹痛，腹胀，腹泻。

## 三、腹部的足太阴脾经经穴

**（一）冲门**

（1）定位：在腹股沟外侧，距耻骨联合上缘中点 3.5 寸，当髂外动脉搏动处的外侧（图 5-2-3）。

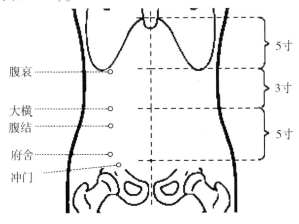

图 5-2-3　腹部的足太阴脾经经穴

（2）主治：腹痛，疝气，崩漏，带下。

**（二）府舍**

（1）定位：冲门穴上方0.7寸，前正中线旁开4寸（图5-2-3）。

（2）主治：腹痛，积聚，疝气。

**（三）腹结**

（1）定位：府舍穴上3寸，大横穴下1寸（图5-2-3）。

（2）主治：腹痛，腹泻，疝气。

**（四）大横**

（1）定位：脐中旁开4寸（图5-2-3）。

（2）主治：腹痛，腹泻，便秘。

**（五）腹哀**

（1）定位：脐中上3寸，前正中线旁开4寸（图5-2-3）。

（2）主治：消化不良，腹痛，便秘，痢疾。

# 四、腹部的足阳明胃经经穴

**（一）不容**

（1）定位：脐中上6寸，前正中线旁开2寸（图5-2-4）。

（2）主治：呕吐、胃痛、纳少、腹胀等胃疾。

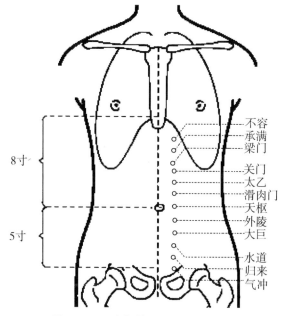

图5-2-4　腹部的足阳明胃经经穴

**（二）承满**

（1）定位：脐中上 5 寸，前正中线旁开 2 寸（图 5-2-4）。

（2）主治：胃痛、吐血、纳少等胃疾。

**（三）梁门**

（1）定位：脐中上 4 寸，前正中线旁开 2 寸（图 5-2-4）。

（2）主治：纳少、胃痛、呕吐等胃疾。

**（四）关门**

（1）定位：脐中上 3 寸，前正中线旁开 2 寸（图 5-2-4）。

（2）主治：腹胀、腹痛、肠鸣、腹泻等胃肠疾患。

**（五）太乙**

（1）定位：脐中上 2 寸，前正中线旁开 2 寸（图 5-2-4）。

（2）主治：胃病，心烦。

**（六）滑肉门**

（1）定位：脐中上 1 寸，前正中线旁开 2 寸（图 5-2-4）。

（2）主治：胃痛，呕吐。

**（七）天枢**

（1）定位：脐中旁开 2 寸（图 5-2-4）。

（2）主治：腹痛、腹胀、便秘、腹泻、痢疾等胃肠病，以及月经不调。

**（八）外陵**

（1）定位：脐中下 1 寸，前正中线旁开 2 寸（图 5-2-4）。

（2）主治：腹痛，疝气，痛经。

**（九）大巨**

（1）定位：脐中下 2 寸，前正中线旁开 2 寸（图 5-2-4）。

（2）主治：小腹胀满，小便不利，疝气，遗精，早泄。

**（十）水道**

（1）定位：脐中下 3 寸，前正中线旁开 2 寸（图 5-2-4）。

（2）主治：小腹胀满，小便不利，疝气，痛经，不孕。

**（十一）归来**

（1）定位：脐中下 4 寸，前正中线旁开 2 寸（图 5-2-4）。

（2）主治：小腹痛，疝气，月经不调，带下。

**（十二）气冲**

（1）定位：在腹股沟稍上方，脐中下 5 寸，前正中线旁开 2 寸（图 5-2-4）。

（2）主治：肠鸣，腹痛，疝气，月经不调，不孕。

## 五、腹部的足厥阴肝经经穴

**(一) 急脉**

(1) 定位：耻骨联合下缘中点旁开 2.5 寸，当气冲穴外下方腹股沟处 (图 5-2-5)。

(2) 主治：少腹痛，疝气，阴挺。

**(二) 期门**

(1) 定位：乳头直下，第 6 肋间隙，前正中线旁开 4 寸 (图 5-2-6)。

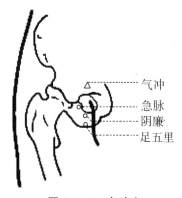

图 5-2-5 急脉穴

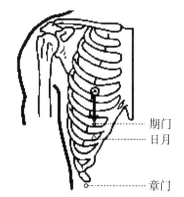

图 5-2-6 腹部的足厥阴肝经穴位

(2) 主治：胸胁胀痛，乳痈，呕吐，吞酸，呃逆，腹胀，腹泻。

**(三) 章门**

(1) 定位：第 11 肋游离端下际 (图 5-2-6)。

(2) 主治：腹痛，腹胀，肠鸣，腹泻，呕吐，胁痛，黄疸，痞块，小儿疳积。

## 六、腹部的足少阳胆经经穴

**(一) 日月**

(1) 定位：乳头直下，第 7 肋间隙 (图 5-2-7)。

(2) 主治：黄疸、呕吐、吞酸、呃逆等肝胆病，胁痛。

**(二) 京门**

(1) 定位：侧卧，第 12 肋游离端下际处 (图 5-2-8)。

(2) 主治：小便不利，水肿，腹胀，肠鸣，腹泻，腰痛，胁痛。

**(三) 带脉**

(1) 定位：侧腹，第 11 肋骨游离端直下平脐处 (图 5-2-8)。

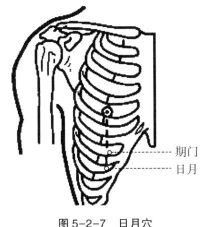

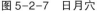

期门
日月

图 5-2-7　日月穴

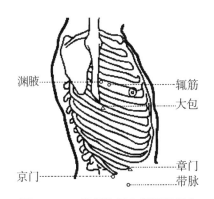

渊腋 ⋯⋯⋯⋯⋯⋯⋯⋯⋯⋯ 辄筋
大包

京门 ⋯⋯⋯⋯⋯⋯⋯⋯⋯⋯ 章门
带脉

图 5-2-8　腹部的足少阳胆经经穴

（2）主治：月经不调，赤白带下，疝气，腰痛，胁痛。

**（四）五枢**

（1）定位：侧腹，髂前上棘前 0.5 寸，约平脐下 3 寸处（图 5-2-9）。

（2）主治：赤白带下，月经
不调，疝气，少腹痛，腰胯痛。

**（五）维道**

（1）定位：五枢穴前下方
0.5 寸（图 5-2-9）。

（2）主治：赤白带下，月经
不调，疝气，少腹痛，腰胯痛。

**（六）居髎**

（1）定位：侧卧，髂前上棘
与股骨大转子高点连线的中点处
（图 5-2-9）。

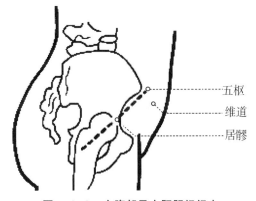

五枢
维道
居髎

图 5-2-9　少腹部足少阳胆经经穴

（2）主治：腰腿痹痛，瘫痪，疝气，少腹痛。

# 第三节　背腰部的经穴

背腰部的经穴在鲁氏腹部推拿中起着比较重要的作用，它是收气手法中必须操作的部位，本节主要介绍督脉及足太阳膀胱经循行于背腰部的经穴。

## 一、督脉经穴

**（一）大椎**

（1）定位：后正中线上，第7颈椎棘突下凹陷中（图5-3-1）。

（2）主治：热病，疟疾，恶寒发热，咳嗽，气喘，骨蒸潮热，胸痛，小儿惊风，项强，脊痛。

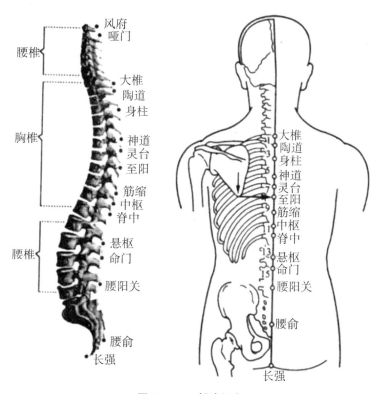

图5-3-1　督脉经穴

**（二）陶道**

（1）定位：后正中线上，第1胸椎棘突下凹陷中（图5-3-1）。

（2）主治：恶寒发热，咳嗽，气喘，骨蒸潮热，脊强。

**（三）身柱**

（1）定位：后正中线上，第3胸椎棘突下凹陷中，约与两侧肩胛冈高点相平（图5-3-1）。

（2）主治：身热头痛，咳嗽，气喘，腰脊强痛。

**（四）神道**

（1）定位：后正中线上，第5胸椎棘突下凹陷中（图5-3-1）。

（2）主治：心痛，心悸，怔忡，失眠，健忘，气喘，腰脊强，肩背痛。

**（五）灵台**

（1）定位：后正中线上，第6胸椎棘突下凹陷中（图5-3-1）。

（2）主治：咳嗽，气喘，脊痛，项强。

**（六）至阳**

（1）定位：后正中线上，第7胸椎棘突下凹陷中（图5-3-1）。

（2）主治：胸胁支满，咳嗽，气喘，腰背疼痛，脊强。

**（七）筋缩**

（1）定位：后正中线上，第9胸椎棘突下凹陷中（图5-3-1）。

（2）主治：抽搐，脊强，背痛，四肢不收，痉挛拘急，胃痛，黄疸。

**（八）中枢**

（1）定位：后正中线上，第10胸椎棘突下凹陷中（图5-3-1）。

（2）主治：黄疸，呕吐，腹满，胃痛，食欲减退，腰背疼痛。

**（九）脊中**

（1）定位：后正中线上，第11胸椎棘突下凹陷中（图5-3-1）。

（2）主治：黄疸，腹泻，痢疾，小儿疳积，痔疮，腰脊强痛。

**（十）悬枢**

（1）定位：后正中线上，第1腰椎棘突下凹陷中（图5-3-1）。

（2）主治：腰脊强痛，腹胀，腹痛，完谷不化，腹泻，痢疾。

**（十一）命门**

（1）定位：后正中线上，第2腰椎棘突下凹陷中（图5-3-1）。

（2）主治：腰脊强痛，下肢痿痹，月经不调，赤白带下，不孕，遗精，阳痿，精冷不育，小便频数，小腹冷痛，腹泻。

**（十二）腰阳关**

（1）定位：后正中线上，第4腰椎棘突下凹陷中，约与髂嵴相平（图5-3-1）。

（2）主治：腰骶疼痛，下肢痿痹，月经不调，赤白带下，遗精，阳痿。

## 二、背部的足太阳膀胱经经穴

**（一）风门**

（1）定位：第2胸椎棘突下，旁开1.5寸（图5-3-2）。

（2）主治：感冒，咳嗽，发热，头痛，项强，胸背痛。

**（二）肺俞**

（1）定位：第3胸椎棘突下，旁开1.5寸（图5-3-2）。

（2）主治：咳嗽，气喘，咯血等肺疾，骨蒸潮热，盗汗。

**（三）厥阴俞**

（1）定位：第4胸椎棘突下，旁开1.5寸（图5-3-2）。

（2）主治：心痛，心悸，咳嗽，胸闷，呕吐。

**（四）心俞**

（1）定位：第5胸椎棘突下，旁开1.5寸（图5-3-2）。

（2）主治：心痛、惊悸、失眠、健忘、癫痫、盗汗等心与神志病变，咳嗽，吐血。

**（五）督俞**

（1）定位：第6胸椎棘突下，旁开1.5寸（图5-3-2）。

（2）主治：心痛，胸闷，寒热，气喘。

**（六）膈俞**

（1）定位：第7胸椎棘突下，旁开1.5寸（图5-3-2）。

（2）主治：呕吐、呃逆、气喘、吐血等上逆之症，贫血，瘾疹，皮肤瘙痒，潮热，盗汗。

**（七）肝俞**

（1）定位：第9胸椎棘突下，旁开1.5寸（图5-3-2）。

（2）主治：肝疾，胁痛，目疾，癫狂痫，脊背痛。

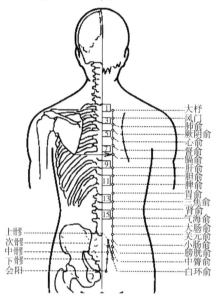

图5-3-2　背部的足太阳膀胱
经经穴（第1侧线）

**（八）胆俞**

（1）定位：第10胸椎棘突下，旁开1.5寸（图5-3-2）。

（2）主治：黄疸、口苦、胁痛等肝胆疾患。

**（九）脾俞**

（1）定位：第11胸椎棘突下，旁开1.5寸（图5-3-2）。

（2）主治：腹胀、纳呆、呕吐、腹泻、痢疾、水肿等脾胃疾患，背痛。

**（十）胃俞**

（1）定位：第12胸椎棘突下，旁开1.5寸（图5-3-2）。

（2）主治：胃脘痛、呕吐、腹胀、肠鸣等胃疾。

**（十一）三焦俞**

（1）定位：第1腰椎棘突下，旁开1.5寸（图5-3-2）。

（2）主治：肠鸣、腹胀、呕吐、腹泻、痢疾、水肿等脾胃疾患，腰背强痛。

**（十二）肾俞**

（1）定位：第2腰椎棘突下，旁开1.5寸（图5-3-2）。

（2）主治：腰痛、遗尿、遗精、阳痿、月经不调、带下等生殖泌尿系统疾患。

**（十三）气海俞**

（1）定位：第3腰椎棘突下，旁开1.5寸（图5-3-2）。

（2）主治：肠鸣，腹胀，痛经，腰痛。

**（十四）大肠俞**

（1）定位：第4腰椎棘突下，旁开1.5寸（图5-3-2）。

（2）主治：腰腿痛，腹胀，腹泻，便秘。

**（十五）关元俞**

（1）定位：第5腰椎棘突下，旁开1.5寸（图5-3-2）。

（2）主治：腹胀、腹泻，腰骶痛，小便频数或不利，遗尿。

**（十六）附分**

（1）定位：第2胸椎棘突下，旁开3寸（图5-3-3）。

（2）主治：颈项强痛，肩背拘急，肘臂麻木。

**（十七）魄户**

（1）定位：第3胸椎棘突下，旁开3寸（图5-3-3）。

（2）主治：咳嗽，气喘，肺痨，项强，肩背痛。

**（十八）膏肓**

（1）定位：第4胸椎棘突下，旁开3寸（图5-3-3）。

（2）主治：咳嗽，气喘，肺痨，肩胛痛，虚劳诸疾。

**（十九）神堂**

（1）定位：第5胸椎棘突下，旁开3寸（图5-3-3）。

（2）主治：咳嗽，气喘，胸闷，脊背强痛。

**（二十）譩譆**

（1）定位：第6胸椎棘突下，旁开3寸（图5-3-3）。

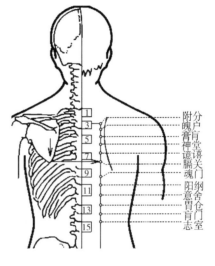

图5-3-3　背部的足太阳膀胱经
经穴（第2侧线）

（2）主治：咳嗽，气喘，肩背痛。

**（二十一）膈关**

（1）定位：第 7 胸椎棘突下，旁开 3 寸（图 5-3-3）。

（2）主治：胸闷，嗳气，呕吐，脊背强痛。

**（二十二）魂门**

（1）定位：第 9 胸椎棘突下，旁开 3 寸（图 5-3-3）。

（2）主治：胸胁痛，背痛，呕吐，腹泻。

**（二十三）阳纲**

（1）定位：第 10 胸椎棘突下，旁开 3 寸（图 5-3-3）。

（2）主治：肠鸣，腹痛，腹泻，黄疸。

**（二十四）意舍**

（1）定位：第 11 胸椎棘突下，旁开 3 寸（图 5-3-3）。

（2）主治：腹胀，肠鸣，呕吐，腹泻。

**（二十五）胃仓**

（1）定位：第 12 胸椎棘突下，旁开 3 寸（图 5-3-3）。

（2）主治：胃脘痛，腹胀，小儿食积，水肿，背脊痛。

**（二十六）肓门**

（1）定位：第 1 腰椎棘突下，旁开 3 寸（图 5-3-3）。

（2）主治：腹痛，痞块，便秘。

**（二十七）志室**

（1）定位：第 2 腰椎棘突下，旁开 3 寸（图 5-3-3）。

（2）主治：小便不利，腰脊强痛。


# 第四节　腹部的经外奇穴


## 一、上腹部的经外奇穴

在鲁氏腹部推拿中，用到的上腹部经外奇穴共有以下 14 个。

**（一）食仓**

（1）定位：上腹部，脐上 4 寸，前正中线旁开 3 寸（图 5-4-1）。

（2）主治：妇人腹中血块，急性胃炎，食欲减退，消化不良，胃痉挛。

（3）按语：载于《医经小学》。胃经梁门穴旁开 1 寸。

**（二）通关**

（1）定位：上腹部，脐上 4 寸，前正中线旁开 0.5 寸（图 5-4-1）。

（2）主治：吞酸多唾，消化不良，食欲减退，吐食。

（3）按语：载于《医学纲目》。与肾经阴都穴异名同位。

**（三）食关**

（1）定位：上腹部，脐上4寸，前正中线旁开1.5寸，或云脐上3寸，前正中线旁开1寸（图5-4-2）。

（2）主治：脾胃病，肠炎。

（3）按语：载于《医经小学》。肾经阴都穴外开1寸或石关穴外开0.5寸。

**（四）胃下垂**

（1）定位：上腹部，脐上3寸，前正中线旁开3寸（图5-4-2）。

（2）主治：胃下垂。

（3）按语：载于《经外奇穴彩色图谱》。胃经关门穴旁开1寸。

**（五）左右关**

（1）定位：上腹部，脐上3寸，前正中线旁开1.5寸（图5-4-2）。

（2）主治：胃病。

（3）按语：载于《脏腑图点穴法》。胃经关门穴内侧0.5寸。

**（六）退蛔**

（1）定位：右肋弓下缘，从前正中线开始沿右肋弓下缘0.6寸为第1穴。依次沿肋弓下缘，向右下方每隔0.6寸为1穴，只在右侧，共4穴（图5-4-3）。

（2）主治：胆道蛔虫病。

（3）按语：载于《浙江中医杂志》1965年第10期。肝经期门穴内侧。

**（七）胆囊（腹）**

（1）定位：位于右上腹，脐上3寸，前正中线向右旁开3寸处，共1穴（图5-4-3）。

（2）主治：胆囊炎，胰腺炎，胆道蛔虫病。

（3）按语：载于《赤脚医生手册》。任脉建里穴右侧旁开3寸，胃经关门穴右侧1寸。

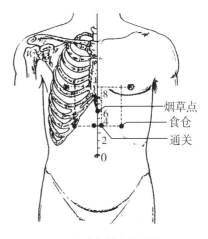

图5-4-1　上腹部的经外奇穴（一）

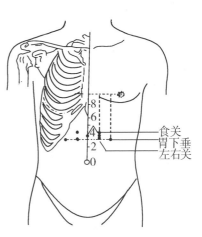

图5-4-2　上腹部的经外奇穴（二）

**（八）龙门（腹）**

（1）定位：右上腹，胸剑联合下5.3寸，向右旁开3寸，共1穴（图5-4-3）。

（2）主治：肝炎。

（3）按语：载于《浙江中医杂志》1965年第10期。脾经腹哀穴下0.3寸，内侧1寸，奇穴胆囊下0.3寸。

**（九）梅花**

（1）定位：位于上腹部，剑突与脐连线中点1穴；剑突下3.5寸，前正中线旁开0.5寸2穴；脐上3.5寸，前正中线旁开0.5寸2穴。共5穴（图5-4-3）。

（2）主治：胃脘痛，心窝痛，急慢性胃炎，消化不良，食欲减退。

（3）按语：载于《针灸孔穴及其疗法便览》。任脉之中脘穴、肾经阴都穴上下各0.5寸。

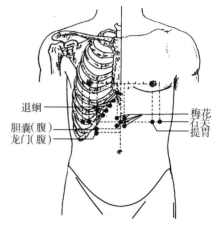

图5-4-3 上腹部的经外奇穴（三）

**（十）石关**

（1）定位：上腹部，脐上4寸，前正中线旁开5寸（图5-4-3）。

（2）主治：产后两腿急痛。

（3）按语：载于《卫生宝鉴》。胃经梁门穴外侧3寸。

**（十一）提胃**

（1）定位：上腹部，脐上4寸，前正中线旁开4寸（图5-4-3）。

（2）主治：胃下垂，消化不良。

（3）按语：载于《新医疗法汇编》。胃经梁门穴外侧2寸，脾经腹哀穴直上1寸。

**（十二）胃上**

（1）定位：上腹部，脐上2寸，前正中线旁开1寸（图5-4-4）。

（2）主治：胃下垂。

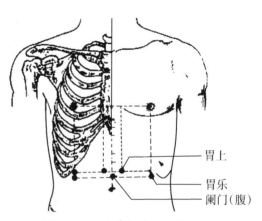

图5-4-4 上腹部的经外奇穴（四）

（3）按语：载于《新医疗法汇编》。任脉下脘穴外 1 寸。

### （十三）胃乐

（1）定位：上腹部，脐上 1.2 寸，前正中线旁开 4 寸（图 5-4-4）。

（2）主治：胃痛。

（3）按语：载于《新医疗法手册》。脾经腹哀穴下 1.8 寸，大横穴上 1.2 寸。

### （十四）阑门（腹）

（1）定位：上腹部，脐上 1.5 寸，前正中线上（图 5-4-4）。

（2）主治：通上下之气。

（3）按语：载于《脏腑图点穴法》。任脉水分穴与下脘穴之间。

## 二、下腹部的经外奇穴

在下腹部，鲁氏腹部推拿疗法中用到的经外奇穴比较多，共有 40 个，它们在治疗疾病、延年益寿等方面发挥着重要作用，现介绍如下。

### （一）魂舍

（1）定位：下腹部，脐中旁开 1 寸（图 5-4-5）。

（2）主治：下痢脓血，肠炎，习惯性便秘，腹痛，腹胀，消化不良，胃痉挛。

（3）按语：载于《千金方》。任脉神阙穴与胃经天枢穴之间。

### （二）长谷

（1）定位：下腹部，脐旁开 2.5 寸（图 5-4-5）。

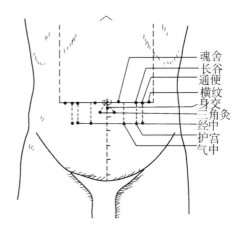

图 5-4-5　下腹部的经外奇穴（一）

（2）主治：泄泻，下痢，消化不良，纳差，水肿，多汗，肾炎。

（3）按语：载于《千金方》。胃经天枢穴外 0.5 寸。

### （三）通便

（1）定位：下腹部，脐旁开 3 寸（图 5-4-5）。

（2）主治：便秘。

（3）按语：载于《全国中草药新医疗法展览会资料选编》。胃经天枢穴与脾经大横穴之间。

### （四）横纹

（1）定位：位于腹部，脐旁开 3.5 寸处。（图 5-4-5）

（2）主治：多汗，四肢不举少力。

（3）按语：载于《千金翼方》。脾经大横穴内侧 0.5 寸。

**（五）身交**

（1）定位：下腹部，脐旁开 0.3 寸（图 5-4-5）。

（2）主治：白带，遗尿，尿闭，便秘，肠炎，腹部膨胀。

（3）按语：载于《千金翼方》。任脉神阙穴下 0.3 寸脐下横纹中。载于《针灸孔穴及其疗法便览》。脐下 3 寸，与任脉关元穴异名同位。

**（六）三角灸**

（1）定位：下腹部，在脐下方左右（图 5-4-5）。

（2）主治：疝气奔豚，腹部疾患，不孕症。

（3）按语：载于《神应经》。约在肾经中注穴附近。

**（七）经中**

（1）定位：下腹部，脐下 1.5 寸，旁开 3 寸（图 5-4-5）。

（2）主治：大便不通，月经不调，赤白带下，肠炎，腹膜炎。

（3）按语：载于《针灸集成》。任脉气海穴旁开 3 寸。

**（八）护宫**

（1）定位：下腹部，脐下 1.5 寸，前压中线旁开 2.6 寸（图 5-4-5）。

（2）主治：月经不调，不孕症，遗尿，黄疸。

（3）按语：载于《红医针疗法》。任脉气海穴旁开 2.6 寸。

**（九）气中**

（1）定位：下腹部，脐下 1.5 寸，旁开 1.5 寸（图 5-4-5）。

（2）主治：腹痛，肠鸣，气喘。

（3）按语：载于《医学纲目》。任脉气海穴旁开 1.5 寸。

**（十）通经**

（1）定位：下腹部，髂前上棘内侧旁开 2 寸，再直上 1 寸（图 5-4-6）。

（2）主治：闭经，月经不调，遗精。

（3）按语：载于《经外奇穴彩色图谱》。脾经大横穴下 2 寸。

**（十一）四满**

（1）定位：下腹部，脐下 2 寸，前正中线旁开 1.5 寸（图 5-4-6）。

（2）主治：月水不利，不孕。

（3）按语：载于《太平千金方》。胃

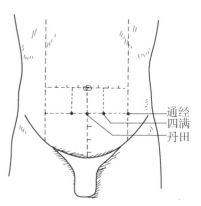

图 5-4-6　下腹部的经外奇穴（二）

经大巨穴内 0.5 寸，与肾经四满穴同名异位。

**（十二）丹田**

（1）定位：下腹部，脐下 2 寸，前正中线上（图 5-4-6）。

（2）主治：下痢不喋，小腹绞痛。

（3）按语：载于《千金方》。与任脉石门穴异名同位。

**（十三）绝孕**

（1）定位：下腹部，脐下 2.3 寸，前正中线上（图 5-4-7）。

（2）主治：妇人欲绝孕，痛经，腹痛，腹泻，小儿深秋冷痢。

（3）按语：载于《太平圣惠方》。任脉石门穴下 0.3 寸。

**（十四）止泻**

（1）定位：下腹部，脐下 2.5 寸，前正中线上（图 5-4-7）。

（2）主治：肾炎，腹痛，腹泻，痢疾，胃下垂，子宫脱垂。

（3）按语：载于《中医简易教材》。任脉石门穴下 0.5 寸。

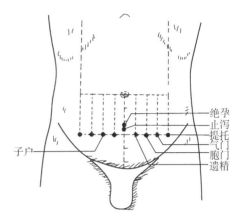

图 5-4-7  下腹部的经外奇穴（三）

**（十五）提托**

（1）定位：下腹部，脐下 3 寸，前正中线旁开 4 寸（图 5-4-7）。

（2）主治：痛经，子宫脱垂，疝气，下腹痛。

（3）按语：载于《常用新医疗法手册》。脾经府舍穴直上 1 寸。

**（十六）气门**

（1）定位：下腹部，脐下 3 寸，前正中线旁开 3 寸（图 5-4-7）。

（2）主治：产后恶露，膀胱炎，癃闭，疝气。

（3）按语：载于《千金方》。任脉关元穴旁开 3 寸，胃经水道穴旁开 1 寸。

**（十七）胞门、子户**

（1）定位：下腹部，脐下 3 寸，前正中线旁开 2 寸，左为胞门，右为子户（图 5-4-7）。

（2）主治：腹中积聚，难产，久不受孕。

（3）按语：载于《千金方》。与胃经水道穴异名同位。

**（十八）遗精**

（1）定位：男性下腹部，脐下 3 寸，前正中线旁开 1 寸（图 5-4-7）。

（2）主治：遗精，早泄，阳痿。

（3）按语：载于《针灸孔穴及其疗法便览》。任脉关元穴旁开1寸，肾经气穴穴外0.5寸。

**（十九）遗道**

（1）定位：下腹部，脐下4寸，前正中线旁开5寸（图5-4-8）。

（2）主治：遗尿。

（3）按语：载于《千金方》。脾经府舍穴旁开1寸。

**（二十）子肠**

（1）定位：下腹部，脐下4寸，前正中线旁开3.5寸（图5-4-8）。

（2）主治：子宫脱垂。

（3）按语：载于《经外奇穴汇编》。任脉中极穴旁开3.5寸，奇穴子宫穴旁开0.5寸。

**（二十一）子宫**

（1）定位：下腹部，脐下4寸，前正中线旁开3寸（图5-4-8）。

（2）主治：子宫脱垂，不孕，月经不调，阑尾炎，肠疝痛。

（3）按语：载于《千金方》。任脉中极穴旁开3寸。

**（二十二）肠遗**

（1）定位：下腹部，脐下4寸，前正中线旁开2.5寸（图5-4-8）。

（2）主治：便秘，月经不调，赤白带下。

（3）按语：载于《千金翼方》。胃经归来穴旁开0.5寸，奇穴子宫穴内侧0.5寸。

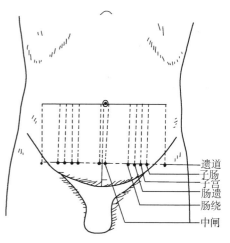

图5-4-8 下腹部的经外奇穴（四）

**（二十三）肠绕**

（1）定位：下腹部，脐下4寸，前正中线旁开2寸（图5-4-8）。

（2）主治：便秘。

（3）按语：载于《针灸集成》。与胃经归来穴异名同位。

**（二十四）中闸**

（1）定位：下腹部，脐下4寸，前正中线旁开0.2寸（图5-4-8）。

（2）主治：子宫脱垂。

（3）按语：载于《经外奇穴汇编》。任脉中极穴旁开0.2寸。

**（二十五）中极下**

（1）定位：下腹部，脐下 4.5 寸，前正中线上（图 5-4-9）。

（2）主治：尿失禁。

（3）按语：载于《经外奇穴彩色图谱》。任脉中极穴与曲骨穴之间。

**（二十六）亭头**

（1）定位：下腹部，脐下 4.5 寸，前正中线旁开 0.5 寸处（图 5-4-9）。

（2）主治：子宫脱垂。

（3）按语：载于《经外奇穴汇编》。肾经横骨穴与大横穴之间。

**（二十七）夜尿**

（1）定位：下腹部，平耻骨联合上缘，前正中线旁开 1 寸（图 5-4-9）。

（2）主治：遗尿症，尿失禁。

（3）按语：载于《经外奇穴彩色图谱》。任脉曲骨穴上 0.5 寸，然后旁开 1 寸。

**（二十八）水道**

（1）定位：腹股沟，平耻骨联合上缘，前正中线旁开 2.5 寸（图 5-4-9）。

（2）主治：三焦、膀胱、肾中热气。

（3）按语：载于《千金方》。肾经气冲穴旁开 0.5 寸，与胃经水道穴同名异位。

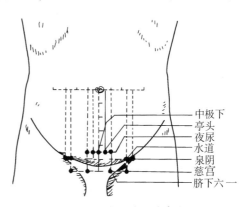

图 5-4-9　下腹部的经外奇穴（五）

**（二十九）泉阴**

（1）定位：腹股沟，耻骨联合部中点旁开 3 寸（图 5-4-9）。

（2）主治：睾丸炎。

（3）按语：载于《千金方》。脾经冲门穴内侧 0.5 寸。

**（三十）慈宫**

（1）定位：腹股沟，脐下 6 寸，前正中线旁开 2.5 寸（图 5-4-9）。

（2）主治：霍乱下痢。

（3）按语：载于《千金方》。肝经急脉穴近处。

**（三十一）脐下六一**

（1）定位：腹股沟，耻骨部正中线，脐下 6 寸，前正中线旁开 1 寸（图 5-4-9）。

（2）主治：冷气冲心，膀胱炎，疝气，胸痛。

（3）按语：载于《神应经》。任脉曲骨穴外下方。

**（三十二）脐上下五分**

（1）定位：腹中部，脐上、下各 0.5 寸，共 2 穴（图 5-4-10）。

（2）主治：小儿囟门不合，肠鸣，下痢不止，腹胀，水肿，腹疝痛，月经不调，腹直肌痉挛。

（3）按语：载于《千金方》。任脉神阙穴上、下 0.5 寸。

**（三十三）盲肠**

（1）定位：右下腹，右侧髂前上棘与脐连线中点（图 5-4-10）。

（2）主治：不孕，肠痈，腹泻，疝气。

（3）按语：载于《腧穴学概论》。约在胃经外陵穴外侧。

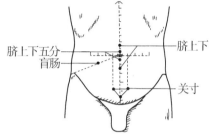

图 5-4-10　下腹部的经外奇穴（六）

**（三十四）脐上下**

（1）定位：腹正中线，脐上、下各 1.5 寸，共 2 穴（图 5-4-10）。

（2）主治：黄疸，下痢，胃痛，腹痛，腹胀，痃瘦。

（3）按语：载于《外台秘要》。脐上穴在任脉下脘穴下 0.5 寸，脐下穴与任脉气海穴同位。

**（二十五）关寸**

（1）定位：下腹部，共 3 穴（图 5-4-10）。取法：取病人两口角长度相等的细绳一段，绳一端置于关元穴上，另一端向下直量，经绳端作基点，再从基点向左、右平开 1 寸处是穴；再从基点向下量至 1 寸为第三穴。

（2）主治：赤白带下，月经不调，膀胱炎，遗尿，肠炎，腹膜炎，肠疝痛。

（3）按语：载于《针灸孔穴及其疗法便览》。约在任脉中极穴近处。

**（三十六）卒腹痛**

（1）定位：腹中部，脐上下左右各 0.5 寸，共 4 穴（图 5-4-11）。

（2）主治：腹痛。

（3）按语：载于《千金方》。左右 2 穴与肾经肓俞穴同位，上下 2 穴在任脉神阙穴上下各 0.5 寸。

**（三十七）脐中四边**

（1）定位：腹中部，脐上下左右各 1 寸，共 4 穴，或加神阙穴，共 5 穴（图 5-4-11）。

（2）主治：小儿暴痢，肠中雷鸣，下痢，胃脘痛，泄泻，疝痛，水肿。

（3）按语：载于《千金方》。上下 2 穴与任脉水分、阴交穴同位，左右 2

穴在胃经天枢穴内侧 1 寸。

**(三十八) 关门**

(1) 定位：男性腹股沟，阴茎旁开 2 寸 (图 5-4-11)。

(2) 主治：疝气冲心欲绝。

(3) 按语：载于《医学纲目》。肝经急脉穴近处，与胃经关门穴同名异位。

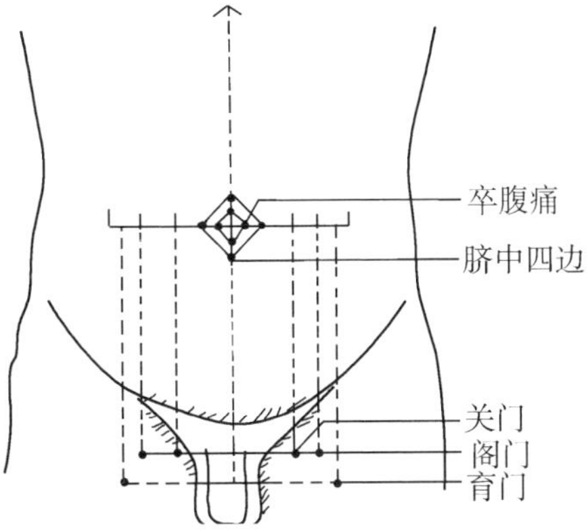

**(三十九) 阁门**

(1) 定位：男性腹股沟，平阴茎根，前正中线旁开 3 寸 (图 5-4-11)。

图 5-4-11 下腹部的经外奇穴 (七)

(2) 主治：疝气。

(3) 按语：载于《扁鹊神应针灸玉龙经》。肝经足五里穴近处。

**(四十) 育门**

(1) 定位：女性腹股沟，脐下 7 寸，前正中线旁开 3.5 寸 (图 5-4-11)。

(2) 主治：不孕。

(3) 按语：载于《针灸孔穴及其疗法便览》。脾经冲脉穴下 2 寸。

# 第六章　腹诊法

## 第一节　腹诊法总论

鲁氏腹部推拿的"腹诊法"来自祖国医学，它以视、叩、触为主要手段，结合问诊及其他方法来诊断疾病，在临床中有比较广泛的应用，是鲁氏腹部推拿的重要组成部分。

### 一、腹诊法的来源和在诊断上的价值

#### （一）古代医家对中医腹诊法的认识

"腹诊法"首见于《内经》，继见于《伤寒论》，《厘正按摩要术》曰："胸腹者，五脏六腑之宫城，阴阳气血之发源，若欲知其脏腑如何，则莫若诊胸腹。"其他历代有关推拿书籍中的记载也比较多，但没有专著论述，散见于各种书籍中。我国自宋代以后的一段时期，由于封建习俗的影响，腹诊法被忽视，就连鲁氏腹部推拿最初一般也只给女性做治疗，手法也是传女不传男。

#### （二）近代医家对腹诊法的认识

骆俊昌老先生常谓："诊腹方知气血之升降，明脏腑之盛衰。"其通过毕生的临床实践研究，积累了很多这方面的经验。骆俊昌老先生常可通过腹部的变化推知病人的疾病症状。病人经过腹部推拿后，不但症状消失，而且腹部的变化也消失了。这说明腹诊在一定程度上有其预见性，因此具有一定的临床意义。

#### （三）国外医家对腹诊法的认识

日本人吉益东洞曾言："腹者，生之本也，故百病以此为根，是以诊病必候腹。"日本著名的汉医学家丹波元简集我国医家之外诊法，著成的《诊病奇侅》一书，就是以腹诊法为主。

鲁氏腹部推拿法之所以重视腹部的检查和诊断，是由于其推拿的主要部位是腹部，医者首先接触的也是腹部，这就是腹诊法在腹部推拿中占有重要地位的主要原因。因为它不但在诊断上有一定的参考价值，而且在临床治疗和手法

运用上也具有指导意义。

## 二、古代医家对腹诊的八纲辨证

祖国医学中的腹诊和现代医学的腹诊在方法与目的上是不同的，它不是为了直接触之腹部内脏或组织的病理解剖变化，而是借助医者熟练而有腹诊经验的手，按照一定的路线、方法和一定的力度去接触腹部，从而推断出病人气、血、食、火、瘀、水等在人体的分布状况，从而为临床提供必要的诊断资料。按照八纲辨证，里、虚、寒属阴证，表、实、热属阳证。

### （一）虚实辨证

我国古代医家对腹诊的虚实辨证主要是：拒按为实，喜按为虚。历代医家对此都有描述。如清代惕厉子云："胸主分布阴阳，腹为阴中之至阴。食积痰滞瘀血，按之拒，按之不拒，其中虚实从此而辨，此其常解也。"同时《四库全书总目提要·子部·诸子拔萃》也有记载："从上脘处按压，徐徐窥其左右……按而病人心空者虚也。按而痛者实也。"还有的医家认为疾病的虚实与局部的软硬拒按与否有关。如《诊病奇侅》曰："察胸腹宜按抚数次，或沉或浮，以察胸腹之坚软，拒按与否，可以知虚实也。"

### （二）寒热辨证

我国古代医家对腹诊的寒热辨证主要分为两方面，即辨寒热和寒热真假。对于寒热来说，比较简单，润者为寒，燥者为热。如《厘正按摩要术·对时论》曰："诊胸腹，轻手循抚，自鸠尾至脐下，知皮肤之润燥，可以辨寒热。"寒热真假的辨证要结合四诊，详细辨之，慎思之。如《厘正按摩要术·按胸腹》曰："治痘察寒热，以诊腹为主，诊腹以任脉为要。真寒者，以腹两旁虽热，于任脉久按之，则无热而为冷，虽有口渴脉数，痘色红紫等证，是为假热。若按任脉而有热者，虽寒战切牙，痘色淡白下利等证，是为假寒。"

### （三）表里辨证

对于疾病的表里，有医家认为按胸腹用力轻重与疾病的表里有一定关系。如《四库全书总目提要·子部·诸子拔萃》曰："轻按而痛者病于表，重按而痛者病于里。"

由此可见，腹诊不但可观察到腹部外形，并且可以根据四诊资料推断出虚实、寒热、表里及与人体全身的关系，从而确定腹部推拿的补泻手法。

## 三、腹诊的方法和临床意义

鲁氏腹部推拿的腹诊在操作上与近代检查方法大致相似，即病人仰卧，自然呼吸，全身肌肉放松，双下肢伸直，两手自然置于身体两侧，医者站于一侧，进行查体。

**（一）四诊**

1. 望腹　观察腹部的外形，丰隆还是下陷，一般来说，丰隆者为实，下陷者为虚。同时，还要观察肠管蠕动或腹肌跳动及皮肤的润燥。肠管蠕动强者为实，弱者为虚；皮肤润者为寒，皮肤燥者为热。腹部青筋暴露，伴有腹水、脾大者，多系门脉高压所致；小儿骨瘦如柴，腹大如鼓，并见青筋暴露者，多为疳积。

2. 闻腹　主要是听声音。用听觉来查知腹部的声音，如《厘正按摩要术》载："左右不容、承满处痛，按之痛益甚，或引于胸腹中，漉漉有声，时吐水汁，吐则痛减，是为癖囊，宜温药，宜减饮食。"这里的闻诊还包括叩腹部的声音，声音响亮者为实，沉闷者为虚，当然这需要一定的临床实践经验才能熟练诊断。

3. 问腹　询问病人平时是否有腹胀、气上冲、心下满闷、腹部悸动，或者有无胸胁或腹部疼痛的情况。还要询问活动或者休息时症状加重或减轻，有无放射痛，有无压痛、反跳痛，这对疾病的诊断有着积极的意义。若疼痛拒按为实，喜按为虚、为寒。

4. 切腹　也就是触诊，指用手直接接触腹部皮肤来诊断疾病的方法。鲁氏腹部推拿中，触诊是按照一定顺序进行的。

（1）操作方法：医者以一手或双手四指掌侧或指腹接触腹壁，在腹壁上按压或摩动。对肥胖或腹壁肌肉过于紧张的病人进行检查时，可用双手重叠按压法，即以左手置于右手手背之上用力按压或摩动，借以查知其腹部深处之变异情况，如遇过度紧张的病人，可先以手轻轻在腹壁上抚摩数次，待紧张的腹壁肌肉松弛后再行腹壁按压检查。

（2）操作步骤：鲁氏腹诊法一般按照一定的触诊顺序来诊断疾病，其顺序是：降结肠、乙状结肠→横结肠→升结肠→空肠→前列腺、子宫、膀胱→肝、胆→十二指肠→胃（鸠尾、胃大弯、胃小弯）→腹部任脉。

（3）腹部切诊的注意事项：对于腹部切诊来说，在切诊过程中，要注意以下问题：①腹壁肌肉有无病态之虚软或紧张。如果有，是在局部还是全腹；一般来说，紧张者为实，虚软者为虚。②在切诊的过程中，有无水响声，腹壁紧张是否超过脐，其性质是薄而突出，抑或是深而下沉，有无积聚。如果有，应该查明其部位、大小及形态。③腹部切诊还要注意循经辨证，根据局部抵抗、硬块、压痛等不同情况，以及分布的不同位置来分辨其表、里、寒、热、虚、实等。

**（二）腹诊对疾病预后的判断**

一般来说，腹诊可以对疾病的预后有一定的判断，古人对此也有研究。他们认为，如果小儿肺绝、肺胀，在腹部可表现为肚腹高起。更有甚者如果肚大青筋外露，躺在床上像被绑着一样，那样的话一般就为不治之症。还有一些疝积疝气等症，在腹部左侧一般比较好治，在右侧就比较难治了。

**（三）正常腹部的变异**

一般来说，正常的腹部腹壁肌肉触之柔软，弹性适宜，无明显积块等。如陈飞霞所云："腹者，水谷之海，腹皮宽浓，水谷盈也，主寿。"同样的道理在《诊病奇侅》中也有论述："凡诊肾间之动气者，密排右三指，或左三指以安脐间，和缓有力，一息二至，绕脐充实者，肾气充也。"

对于治疗疾病来说要知常达变，对于腹诊，不但要知常，还要知道腹部正常的变异，这样才能切中肯綮，诊断正确。大体来说，久病后的腹部一般脂肪层较薄，弹性较差，有紧绷感。年龄不同，腹部触诊的手下感觉也不一样，年龄较小的一般腹壁弹性良好，柔韧度好；中年人体格健壮，腹部肌肉比较硬；老年人腹壁感觉比较软。另外，职业不同，腹部触诊时手下的感觉也不一样，从事体力劳动者或运动员，腹壁肌肉比较发达，一般较硬；从事脑力劳动者一般腹壁较软。此外，性别不同腹壁感觉也会有差异，女性腹壁一般较软，弹性较好，经产妇腹壁一般较未生育女性松软。最后，体质差异也可导致腹壁感觉的不同，肥胖者腹壁丰满而软，体瘦者腹壁下陷而微硬。

**（四）腹诊的主要部位**

在鲁氏腹部推拿疗法中，腹诊是不可缺少的部分，腹诊的主要部位有"神阙"和"任脉"。下面就分别介绍它们。

1. 神阙

（1）部位及重要性：神阙即脐部，是腹诊的重要部位，在古代对此也有认识，如："诊腹之要，以脐为先，人身之有脐，犹天之有北辰也，故名天枢。"又如："神阙是神气之穴，为保生之根，徐按之而有力，其气应手者，内有神气之守也。若按之气不应者，其守失常也。"这说明脐是人的一个重要枢纽，与五脏相通，故十分重要。

（2）神阙的临床应用：神阙穴在临床上可以诊断疾病，如《诊病奇侅》曰："凡诊肾间之动气者，……一息五六至，属热。手下虚冷，其动沉微者，命门不足也。手下热燥不润，其动细数，上支中腕者，阴虚也。按之分散，一息一至者，为元气虚败之候。"同时，经过长期临床实践，人们还发现，神阙穴在一定程度上可以推断预后。如果腹部水肿，按之至脐，而且脐随手左右晃动的病人，大多是比较危险的；如果神阙穴按上去虚软无力，多为危候。

（3）神阙不但与五脏六腑、十二经脉有一定的联系，而且还能诊断和推断预后，详见本书第四章第二节神阙与腹部推拿的关系部分内容。

2. 任脉

（1）部位及重要性：任脉为十四经之一，其部位是自人体前正中线，下起耻骨之"会阴",上至嘴唇之"承浆",在鲁氏腹部推拿中不但是诊断疾病的重要部位,而且还是病邪外出的主要通道。任脉是"阴脉之海",可以统帅诸阴。正如古人所言:"任脉任于前,统任诸阴,为阴脉之海。"

（2）任脉的临床应用:

1）任脉的脐上部分。任脉的脐上部分出现异常,多为胃部疾病的表现,还可以辨别风寒热邪。古代医家经过不懈努力,不断临床,博采众长,总结出了很多有用的理论,如《诊病奇侅》曰:"上中下三脘,以指抚之,平而无涩滞者,胃中平和而无宿滞也,按中脘虽痞硬而不如石者,饮癖也。"还有古人说:"鸠尾动气不高者,为风寒邪热,鸠尾动气高者为痘疹,掌中动脉盛者,亦痘疹也;痘发则动止,发而仍动者,痘毒炽也,为最危。"

2）任脉的脐下部分。任脉的脐下部分出现异常,多为妇科疾病和部分肠胃病的表现,如不孕症、带下等均可在脐下任脉有反应。古人认为:"任脉起于胞中,女子非此脉盛,则冲脉之血不旺,难于有子。"同时,任脉的脐下部分也是邪气排出体外的通道。

3）任脉的全部分。腹部任脉全部异常,则多病程较长。如果任脉宽大,多为虚证;如果任脉粗大异常,疾病多为难治。有人云:"脐之上下任脉见者,胀大如箸,为脾肾虚,此脉见平人则发病,病人则难治。劳伤阴虚火动之证,多有此候,有郁气者,亦常有之,不为害。"

总之,中医腹诊要与其他诊法合参,才能切中肯綮。尽管目前腹诊的机制还有待进一步挖掘,但在临床上还是有一定指导意义的,尤其对腹部推拿来说比较重要。因为只有手下"了了",治起病来才能胸有成竹,切中肯綮,从而治病救人。

# 第二节　腹诊各论

鲁氏腹诊法来源于中国古代医学,有其一定的独特之处,讲究的是三诊合参,即以触诊为主,结合腹部望诊与叩诊,详究病机、因病施术以达到"手到病除"之效。下面就分别介绍。

## 一、望诊

中医常说"望而知之谓之神",故在腹部推拿诊断过程中,望诊不可缺少。总的来说可分为两部分,即望全腹和望局部。

### （一）望全腹

全腹部望诊一般让病人平卧,充分暴露腹部,要重点观察两个方面,即腹色和外形。

1. 望腹色　这在腹部望诊中比较重要。正常腹部的颜色为明润含蓄，色泽柔和，为脏腑气血充盈、经脉流畅之兆。无论是黄色、黑色或是白色，只要腹部颜色与个体肤色一致，且色泽柔和，即为常候，或者病变较轻，病邪易去。反之，如果皮肤干枯无光，则多为久病，其病必虚，即便腹部颜色与个体肤色一致，治疗也需较长疗程。如果皮肤干枯无光且腹部肤色与个体肤色不一致，多为重症，非腹部推拿单独治疗可治之症。但是，如果皮肤润泽，即便肤色与腹部不太一致，也多为可治之症。

2. 望腹形　由于个人体质不同、肥瘦不一，所以每个人的腹形也不尽相同，故一般情况下腹形只作为参考，但是如果出现腹部凹陷，则多为虚病、久病，甚则危候。如果小儿腹部膨隆、青筋外露，多为疳积。

总之，在望全腹中，一定要注意望腹色，特别要注意腹部皮肤色泽的含蓄与否、润泽与否，这是重中之重。

**（二）望局部**

腹部局部的望诊主要是辅助确定病位，以便在治疗过程中有的放矢，一般来说局部的异常与局部病变息息相关。正如前面所说，如果腹中线宽大，即腹部任脉宽大，多为虚候。小腹或胃脘部膨隆，则可为肥胖症。故在临证中，一定要多方求证、多种诊法合参、审症求因、详查病机，才能辨证施治，才可成为上工。

## 二、叩诊

在鲁氏腹部推拿中，叩诊是一种辅助诊断方法，主要用来辨别疾病的虚实寒热，并且要结合其他诊断方法才能正确诊断。首先，叩诊要按照一定的顺序进行，一般来说，与触诊的顺序一致，即降结肠、乙状结肠→横结肠→升结肠→空肠→前列腺、子宫、膀胱→肝、胆→十二指肠→胃（鸠尾、胃大弯、胃小弯）→腹部任脉。其次，叩诊时要注意知常达变，在腹部，如同样是鼓音，在有些部位为正常，在有些部位就为病态。再次，一般来说，如果局部叩诊"嘭嘭"如鼓音，声音清脆，则多为腹胀，为阳证、属实、属热；若声音沉闷，则多为虚证，属阴、属寒。当然，局部疾病的寒热属性还要借助触诊来进一步证实。

## 三、触诊

触诊法是一种非常重要的诊断方法，鲁氏腹诊法的触诊一般按照一定的触诊顺序来诊断疾病，其顺序是：降结肠、乙状结肠→横结肠→升结肠→空肠→前列腺、子宫、膀胱→肝、胆→十二指肠→胃（鸠尾、胃大弯、胃小弯）→

腹部任脉。腹部触诊法是根据不同外形、部位和触知不同的变异，从而推测出疾病的病因、部分症状、难易程度、预后等情况以制订合适的治疗方案解决疾病的一种方法。下面就逐一介绍。

**（一）全腹部**

1. 全腹满硬

（1）腹部触诊：全腹肌肉肥厚，紧张而胀硬，腹壁充实而富有弹性，腹胀或轻或重，有压痛，多可伴便秘（图6-2-1）。

（2）症见：这种病人临床多见气喘、心悸、头痛、头晕、下肢乏力、失眠等。

（3）常见疾病：本型可见于中风、哮证、阳痿、便秘、急性吐泻、腹胀等。

2. 全腹虚软

（1）腹部触诊：全腹肌肉软弱，缺乏弹性，甚者腹壁凹陷，形如舟船（图6-2-2）。

（2）症见：这种病人临床多见腹胀、呃逆、呕吐等，多为虚证。

（3）常见疾病：本型可见于慢性下痢、头痛、眩晕、喘证、遗尿、吐泻、体虚便秘、疝气、腹痛等。

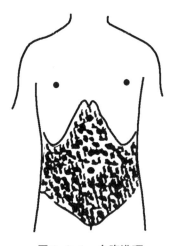 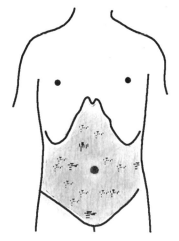

图6-2-1　全腹满硬　　　　　　　　图6-2-2　全腹虚软

3. 上实下虚

（1）腹部触诊：上腹部胀满而较硬，下腹部软而无力（图6-2-3）。

（2）症见：这种病人临床多见脾胃病或者肝肾虚候。

（3）常见疾病：本型可见于头痛、眩晕、小儿疳积、小儿瘫痪等。

4. 上虚下实

（1）腹部触诊：上腹肌肉松弛无力，下腹部胀满而硬，甚则拒按（图6-2-4）。

（2）症见：这种病人临床多见气喘、头晕、下肢乏力、目眩、便秘等。

（3）常见疾病：本型可见于哮证、阳痿、便秘、腰痛、尿闭、痛经等。

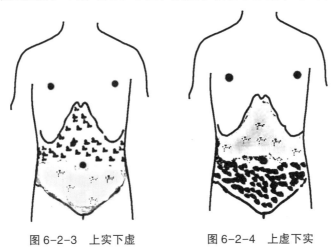

图6-2-3　上实下虚　　　　　　图6-2-4　上虚下实

5. 左右虚实不一

（1）腹部触诊：腹部左右软硬程度相反，皮肤弹性不一致（图6-2-5a、b）。

（2）症见：这种病人临床多见半身不遂、偏头痛等。

（3）常见疾病：本型可见于胁痛、腰痛、肩痛等。

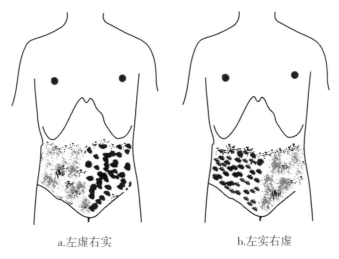

a.左虚右实　　　　　　　　b.左实右虚

图6-2-5　左右虚实不一

6. 全腹皮肤粗糙

（1）腹部触诊：全腹肌肉触之感觉粗糙。

（2）症见：这种病人临床多见脾病，以及消化系统疾病后期等。

（3）常见疾病：本型可见于腹胀、脾胃不和、小儿疳积、痹证、痿证等。

7. 腹肌拘急

（1）腹部触诊：全腹肌肉拘急、紧张，张力较大。

（2）症见：这种病人临床多见虚证等。

（3）常见疾病：本型可见于耳鸣、耳聋等。

8. 任脉坚硬

（1）腹部触诊：腹部任脉粗硬如箸（图6-2-6）。

（2）症见：这种病人临床多见腹泻、头晕、目眩、口苦、咽干、腰膝酸软等。

（3）常见疾病：本型可见于脾胃虚弱、胃脘痛、腰痛、头痛、眩晕等。

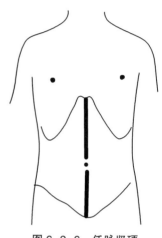

图 6-2-6　任脉坚硬

**（二）上腹部**

1. 胁下胀满

（1）腹部触诊：胁下肌肉紧张，张力较高。

（2）症见：这种病人临床多见气喘、心悸、头痛、头晕等。

（3）常见疾病：本型可见于头痛、眩晕、咳嗽、胁痛、痹证、失音等。

2. 胁下绵软

（1）腹部触诊：胁下虚软无力、弹性较差。

（2）症见：这种病人临床多见虚证。

（3）常见疾病：本型可见于肝虚、脾虚、喘证等。

3. 心下痞硬

（1）腹部触诊：剑突下肌肉紧张，按之无明显压痛（图6-2-7）。

（2）症见：这种病人临床多见食入不化、嗳气吐酸、喘咳、头晕、目眩等。

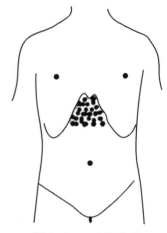

图 6-2-7　心下痞硬

（3）常见疾病：本型可见于中暑、哮证、呕吐等。

4. 胃中积滞

（1）腹部触诊：剑突下胃部投影区可触及条索状、硬块状物或者涩而不平、按之不适或压痛（图6-2-8）。

（2）症见：这种病人临床多见嗳气、呕吐等。

（3）常见疾病：本型可见于胃脘痛、小儿疳积、呕吐、腹胀等。

5. 胃内停水

（1）腹部触诊：胃内有水声。

（2）症见：这种病人临床多见心下饱满、食欲减退、头晕痛、失眠、多梦等。

6. 邪结胸膜

（1）腹部触诊：胸及上腹满闷，按之无明显异常。

（2）症见：这种病人临床多见胸闷、少气懒言、面红、气喘、呼吸急促等。

（3）常见疾病：本型可见于头痛、眩晕、感冒、咳嗽、哮证、急性吐泻等。

7. 脐上虚满

（1）腹部触诊：脐上部分满闷，按之无明显异常（图6-2-9）。

（2）症见：这种病人临床多见食不消化、嗳气、胃内停水、呼吸急迫等。

（3）常见疾病：本型可见于胃脘痛、呃逆、呕吐等。

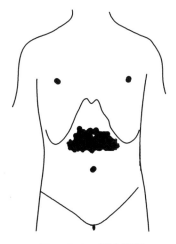

图 6-2-8　胃中积滞

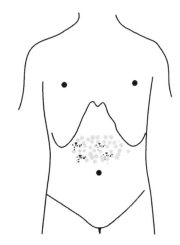

图 6-2-9　脐上虚满

**（三）下腹部**

1. 下腹瘀血

（1）腹部触诊：下腹部两侧触及硬块，触之胀满，有压痛。

（2）症见：这种病人临床多见月经不调、带下、小腹坠胀等。

（3）常见疾病：本型可见于经闭、经少、痛经、带下、不孕症等。

2. 下腹粗糙

（1）腹部触诊：触之下腹涩滞。

（2）症见：这种病人临床多见头晕、下肢酸软、尿频等。

（3）常见疾病：本型可见于消渴、阳痿、遗尿等。

3. 脐周坚硬

（1）腹部触诊：脐周满硬、有压痛且向四周扩散（图6-2-10）。

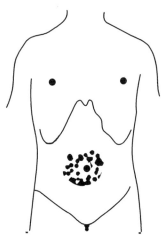

图6-2-10　脐周坚硬

（2）症见：这种病人临床多见食后腹痛、呃逆、四肢乏力、月经不调等。

（3）常见疾病：本型可见于闭经、腰痛、腹痛、小儿疳积、呃逆、脾胃不和等。

4. 小腹拘急

（1）腹部触诊：小腹两侧肌肉紧张、有压痛，触之如按鼓皮。

（2）症见：这种病人临床多见实证。

（3）常见疾病：本型可见于头晕、头痛、失眠、遗尿、阳痿、呃逆、腹泻、便秘、疝气、闭经等。

5. 小腹虚硬

（1）腹部触诊：脐下至小腹，按之虚软，重按坚硬。

（2）症见：这种病人临床多见气喘、心悸、头痛、腹痛、下肢酸软等。

（3）常见疾病：本型可见于失眠、腰痛、月经不调等。

**（四）侧腹部**

1. 腹肌硬满

（1）腹部触诊：两侧或一侧腹部触之较硬。

（2）症见：这种病人临床多见腰部胀痛、小便频数、月经不调等。

（3）常见疾病：本型可见于月经不调、带下、尿频等。

2. 腹下侧坚硬

（1）腹部触诊：腹股沟处硬满，可触及条索、硬块或涩滞。

（2）症见：这种病人临床多见月经不调、下肢疾病、疝气等。

（3）常见疾病：本型可见于痛经、小儿瘫痪、月经不调等。

3. 结肠病变

（1）腹部触诊：左腹结肠投影区可触及长条状或块状物（图6-2-11）。

（2）症见：这种病人临床多见小腹满、腰胀、胃部不适等。

（3）常见疾病：本型可见于便秘、腹胀、胃病、腹痛等。

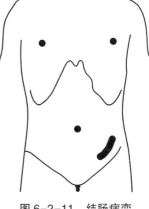

图6-2-11 结肠病变

### （五）其他

1. 压痛

（1）腹部触诊：腹痛，按之加重或减轻。

（2）症见：这种情况临床上上腹部压痛多为肠胃病，下腹部压痛多为妇科病，脐周压痛多为腰痛，可分虚实不同。

2. 硬块或肿块

（1）腹部触诊：腹部触之有硬块或肿块。

（2）症见：这种病人临床可见有形者和无形者两种，有形为积，无形为聚。

（3）常见疾病：本型可见于心积、肝积、脾积、肺积、肾积等。

3. 肠痈

（1）腹部触诊：腹痛、发热，触之有肿块。

（2）症见：这种病人临床多见气喘、心悸、头痛、头晕、下肢乏力、失眠等。

（3）常见疾病：本型可见于中风、哮证、阳痿、便秘、急性吐泻、腹胀等。

4. 腹胀

（1）腹部触诊：腹部触之如以手按气球。

（2）症见：这种病人临床多见头晕、胸闷、气喘、嗳气、呕吐、胃纳不佳等。

（3）常见疾病：本型可见于脾胃不和、气郁、喘证等。

### （六）按触诊顺序查腹

1. 降结肠、乙状结肠 一般触诊手下感觉为软硬适中，富有弹性，温度适宜。若触之发硬，常可见于大便干结病人；若触之病人感到疼痛，可见于炎症性疾病或出血性疾病；若触之虚软，多见于腹泻或者大便不成形的病人；若局部发凉，多为结肠受寒或内寒所致，多见于大便不成形的病人；若局部发热，可见于结肠实火或虚火，一般病人除相关症状外，多伴有大便不利之表现。

2. 横结肠　一般触诊手下感觉为软硬适中，富有弹性，温度适宜。有凉热感时症状一般较轻，可为游走性。

3. 升结肠　为多气、易胀部位，可有发硬感，如气根；常见于肝气不舒者。

4. 空肠及脐周　局部发硬，多为气郁日久或瘀滞，发热为火、发凉为寒；局部发软，多为寒、火或气单独发病。

5. 前列腺、子宫

（1）前列腺发硬，若同时较虚，可为坐久或症状较轻；若硬度较高，可出现尿分叉；如前列腺发硬、手下虚软，可出现尿等待。

（2）子宫：子宫触之发硬，有肿块多为子宫肌瘤；触之发硬、发凉，多为宫寒，可出现白带异常、痛经、乏力等症状；若触之发硬、发热，多为宫热，可出现黄带、头晕、小便黄等表现；若触之发软，可出现子宫炎、子宫下垂、宫颈糜烂等。

6. 肝、胆　若触及胆囊发硬发热，多为胆囊炎。若触及肝脏发软变大，可为脂肪肝、酒精肝或者肝大；触之肝体硬大，可为肝硬化。

7. 十二指肠　触之凹凸不平多为溃疡，发硬多为炎症。

8. 胃

（1）触之发软有以下情况：按之有响声，多为胃反流；柔软有响声多为胃气受损，其病因可有寒、火两种；靠近脾处虚软（条状）多为浅表性胃炎。

（2）触之发硬，若在胃底，可能为胃癌；若整个胃体发硬，多为胃气积滞，可出现失眠、消化不良等。

9. 任脉　正常任脉软硬适中、平坦，略有凹凸不平。如触及块、团状物，可影响心脏，出现心悸、胸闷、心律不齐等症状。本病多为气、寒，有郁滞所致。

## 四、鲁氏腹部诊断名词释义

1. 积水　好发于胃、小肠、结肠。触诊有"漉漉"水音，无固定形状，质地柔软，与肝腹水之无水音、质地较硬、弹性差、面积大相区别。

2. 积食　好发于胃，指食气瘀积在胃里，触诊质地较硬，温度高，有一定张力。症见：食欲减退，入睡困难，多梦，易醒。

3. 血滞　女性多见，位置多在降结肠部位，触诊质地较软，有弹性，偶尔有小块状物，皮温无变化。易引起月经不调，伴脸色发暗、心中烦躁。

4. 血瘀　可见于腹部上部，横结肠附近及脐上，触诊质地软，有弹性，皮温较高，可触及条状较软物块。多伴疲困、眼涩之症状。

5. 血阻　多见于降结肠，触诊质地较硬，无弹性，无明显皮温较高变化，可触及团状物，比血滞重。

6. 火　可分为实火和虚火。实火：触诊皮温高、触之应手、按之皮温渐高，手下有搏动感，搏动有力。虚火：初按皮温较高，但温度渐减，搏动力量较弱。

7. 实火攻心　实火过旺，蒙心发躁。

8. 寒火瘀结　指患病部位上下或左右部位触之寒热不均，可分为上火下寒、上寒下火、左寒右火、左火右寒。多由于阴阳不协调，瘀滞局部致热冷不均而发为此症。

9. 寒气串肠　指进食生冷或感受寒凉后肠道出现的症状，触之患处发凉，质地较硬，皮肤弹性差，甚者如以手触冰。

10. 脾胃不和　指胃部或左胁肋部叩之如鼓音，触之有充气感，胃底可有寒热等不同温度变化。常见于脾虚，消化不良。

11. 正气不领、邪气横生　正气受损出现的以腰背部为主的全身性不适症状。叩之腹部或背腰部有鼓音，触之全腹部可有气体流动感。

12. 宗气不领　病人症见气不接续，触之脐上有空动感，搏动感减弱。

13. 肝气球　在病人的右肋下方结肠肝区部位内部，可触及球状气滞物，按之柔软可动，是肝气郁结的轻度表现（图6-2-12）。

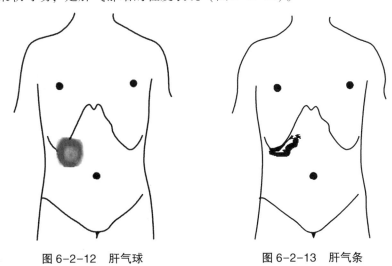

图 6-2-12　肝气球　　　　　　　图 6-2-13　肝气条

14. 肝气条　在病人的右肋下方结肠肝区部位内部，可触及条状气滞物，按之稍硬，是肝气郁结的中度表现（图6-2-13）。

15. 肝气块　在人的右肋下方结肠肝区部位内部，可触及块状气滞物，按之硬，好像橡皮块样，是肝气郁结的重度表现（图 6-2-14）。

16. 气根　是肝气郁结的重度表现，多见于右下肋为一质地较硬的条状物，上可至第 11 肋，下可至腹股沟中段（图 6-2-15）。

17. 气裹火　全腹可见，多见于脐周，按之有热气外透，但触之不及。

18. 气裹食　与"气裹火"相似，但多见于上腹部鸠尾穴附近，按之较"气裹火"热，常见于伤食不化。

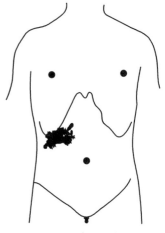

图 6-2-14　肝气块

19. 气裹寒　全腹可见，多见于脐周，按之有寒气外透，但触之不及。

20. 气遇水　与"积水"相似，但水声较低，质地较硬，触之病人多有痛感。

21. 气横　指鸠尾以下沿肋弓可触及带状物，质地较硬，病人可有胸闷感，甚者不能直腰。

22. 气结胸　即气堵，病位在胸，胸部叩之如鼓音，按之如按气球，病人多感胸闷，按之痛甚，甚至在剑突下可有块状或条状物。

23. 气滞肝　指病人肝区触之较硬，胁肋部发胀之表现。

24. 气串皮　常发于全腹部，叩之呈鼓音，触之如按鼓皮，按之痛甚。

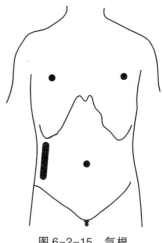

图 6-2-15　气根

25. 子肠发　也称气串子肠，为女性常见病，触之输卵管变粗、变硬，按之痛甚，为邪气滞留子肠所致。

26. 小儿奶积　多见于小儿胃部，触之有积滞，凹凸不平，质地柔软，按之痛甚。

# 第七章　腹部推拿的临床应用

## 第一节　鲁氏腹部推拿疗法的适应证、禁忌证及注意事项

### 一、鲁氏腹部推拿的适应证

鲁氏腹部推拿的适应证涉及内、妇、儿、外等科疾病，同时也可用于减肥等方面。

**（一）内科疾病**

如慢性胃炎、慢性胃及十二指肠溃疡、呕吐、胃肠神经官能症、幽门梗阻、胃下垂、呃逆、功能性消化不良、胃痉挛、慢性结肠炎、腹痛、腹泻、便秘、胁痛、慢性胆囊炎、脂肪肝、酒精肝、肝气郁结证、肠胀气、脾虚证、肾虚证、尿潴留、肥胖症、失眠等疾病，且疗效肯定。

**（二）妇科疾病**

如月经不调、慢性盆腔炎、子宫脱垂、更年期综合征、内分泌失调、不孕症、宫颈炎等疾病。

**（三）儿科疾病**

如小儿厌食、小儿夜啼、小儿疳积、小儿呕吐、腹痛、腹泻、便秘、营养不良、遗尿等。

**（四）外科疾病**

对于鲁氏腹部推拿来说，术后肠粘连和慢性痔疮是最常见的、治疗比较有效的疾病。

### 二、鲁氏腹部推拿的禁忌证

鲁氏腹部推拿虽然在临床有着很广泛的用途，安全可靠，但有些疾病使用腹部推拿和治疗不但无效还有可能加重病情，故对这些疾病禁用腹部推拿治疗。有些疾病需要专业的临床医生进行操作，否则，操作不当也会给病人带来

不必要的痛苦和不应有的医疗事故，所以应该谨慎使用。因此，在临床上要严格掌握它的禁忌证。一般认为以下疾病应当禁用或者慎用。

（1）各种急性传染病，如肝炎、肺结核等。

（2）各种感染性疾病，如骨髓炎、化脓性关节炎、脑脓肿等。

（3）某些急性损伤，如脑或中枢神经的急性损伤、内脏的挫裂伤、截瘫初期、皮肤破裂等。

（4）诊断不明者，如骨折、颈椎脱位，尤其是伴有脊髓症状者，在没有明确诊断前，不要推拿治疗。

（5）某些严重疾病，如心脏病、肝病、恶性肿瘤、脓毒血症等。

（6）各种出血症，如外伤出血、便血、尿血等。

（7）某些急腹症，如胃、十二指肠急性穿孔等。

（8）烧伤、烫伤及溃疡性皮炎的局部。

（9）妇女月经期小腹及腰骶部要慎用推拿。

（10）不能安静的精神病、年老体弱、久病体虚、过饥过饱、醉酒者，不宜推拿。

## 三、鲁氏腹部推拿的注意事项

鲁氏腹部推拿疗法是通过手法达到治疗或者保健目的的，它的施术部位是以腹部为主的。手法的刺激强度要根据临床来决定，这就需要医者初学推拿前，对临床各科都要有一定的基础。临床知识丰富、手法熟练、功力深厚三者要密切结合。但是腹诊又有一定的局限性，而且腹部推拿需要长时间的临床实践和摸索才能手到病除，故从学习角度来说有一定困难。也就是说，要想获得比较满意的疗效，熟练的手法、正确的诊断、丰富的实践经验三者要紧密结合。

### （一）在施术时一定要注意以下几点

1. 态度　施术时，医者态度一定要和蔼、严肃，在第一次治疗前，要与病人沟通，解说治疗过程中的注意事项，以及反应中期的一些情况，以免引起不必要的疑虑。

2. 洗手　在治疗前后，医者一定要注意个人卫生，如剪短指甲，不佩戴戒指、手表等饰物，以免划伤皮肤，推拿前后一定要温水洗手。同时，还应该注意双手不可过凉。

3. 排便　对于病人来说，术前比较重要的一个问题是要排清二便，以免在诊断时掩盖病情，或在施术过程中使病人产生不适。

4. 合适体位　体位对于病人和施术者一样重要，对于施术者来讲，合适的体位有助于更快缓解病情，而且也节省力量。尤其是对病人来说，合适的体位可以使"术者不知其苦"，进而增强疗效。

5. 推拿前后　鲁氏腹部推拿治疗时，要嘱病人术前、后30分钟不要喝水、进餐及剧烈活动，以免造成推拿意外。

6. 交流　对于医者来说，与病人的沟通交流十分重要，主要有两方面内容：一是全面了解病情，对病人进行解说和安慰，促使其建立康复的信心；二是避免刺激性谈话，告知病人治疗前后的饮食、康复锻炼及其他情况。

**（二）注意推拿后的反应治疗**

腹部推拿是一种绿色疗法，对于多数病人来说虽然没有任何痛苦，但是一般会有以下反应，这与疾病症状不同，在临床中要注意及时与病人沟通，以免使病人对医者产生不信任感，影响治疗效果。

1. 腹壁不适感　这是因为在腹部推拿治疗过程中，腹壁肌肉受到一定力量的刺激，进而产生的一种应激反应，这在初次接受推拿治疗的病人身上比较多见，是手法的后效应，一般在2~7天就可消失。

2. 下肢远端出汗　出现这种情况，一般是病情好转的表现，多出现在1周以后、3周以内，若病情较重，出现这种情况可能比较晚。

3. 疲倦、乏力甚至入睡　一般在治疗一段时间后出现。病人自觉疲倦、乏力但入睡困难。这种现象是治疗过程中的一种表现，随着治疗，会出现治疗中入睡的现象，这时应尽量不打扰其睡眠，是疾病转归的一种表现。

4. 二便次数增多　即治疗过程中，二便次数增多，尤以大便最为明显，粪便可呈稀粥状，但无里急后重或坠胀感，精神状态良好，这时应坚持治疗，使病邪从二便排出，为佳兆，可随病情的好转而消失。还有一部分女性，出现月经量多或颜色不正或白带增多，只要精神状态良好，均为好转之征。

# 第二节　鲁氏腹部推拿手法

鲁氏腹部推拿经历了几代的努力，去芜存菁，在临床中不断探索、不断总结，大体归纳出两类手法，即基本手法和局部手法（本节图片见附录）。

## 一、基本手法

1. 推法　用身体的重量酌情下压，作用于手指或手掌，以腰发力，用身体的移动带动手指或手掌在人体表面从一点到另一点进行直线运动（图7-2-1）。具体操作时分为一指推法、掌根推法、全掌推法、指推法等。

2. 拿法　捏而提起谓之拿。以双手或单手拇指与其他四指相对用力，然后利用手腕力量将肌肉提起（图7-2-2），可作用在腹部和侧腹部。

3. 揉法　将手指、掌放在施术部位上，以腕关节为轴进行回旋运动，其要点是"肉动皮不动，达到内感"。即在做动作时，施术者的手与被施术者的皮肤触面不发生相对位移，而带动皮肤下的肌肉组织随手运动而运动（图7-2-3）。

4. 掏法　主要用于脾胃、肝胆等被肋弓保护的部位。左手在肋骨上缓慢揉动，右手四指向肋骨内轻探伸进，再稍向下用力，然后向腹中线方向掏出（图7-2-4）。双手用力应协调同步，力度要均匀柔和，忌粗暴用力。

5. 扒法　左手掌心向下置于施术部位，右手示指、中指、环指指腹放于左手小鱼际或左拇指桡侧，然后右手三指协同用力，先向下按压再向怀里拉，像扒东西一样，故名"扒法"。可分为扒降结肠、扒中脘两种手法。

（1）扒降结肠：左手掌心向下置于降结肠，右手示指、中指、环指指腹放于左拇指桡侧，然后右手三指协同用力，先向下按压再向怀里拉，像扒东西一样。

（2）扒中脘：左手掌心向下置于中脘穴，右手示指、中指、环指指腹放于左手小鱼际桡侧，然后右手三指协同用力，先向下按压再向怀里拉，像扒东西一样（图7-2-5）。

6. 点法　以手指为着力点，用身体的重量向下压，然后再缓慢匀速提起，力度要适中，速度要均匀（图7-2-6）。一般多用于腧穴，可点鸠尾、巨阙、上脘、中脘、下脘、天枢、气海、关元、中极等穴。

7. 按法　以掌根、手掌为着力点，以身体的重量向施术部位缓慢压下，保留一定时间再提起（图7-2-7）。按法分三步操作，下按时"如水渗沙"，按下后"如板钉钉"，提起时"如茧抽丝"。

8. 拍法　手腕放松，以上臂带动前臂及手掌做上下运动（图7-2-8）。注意：手腕不用力，将手掌甩出，落在施术部位，可用实掌或虚掌，要求均匀有力，落掌自然，不可粗暴。

9. 捶法　双手握拳，手腕放松，以前臂的上下运动，使双拳施术于一定部位（图7-2-9），根据辨证采用实拳或空心拳，并以一定的频率施术于操作部位，以催气、行气。

10. 摇法（晃法）　左右手分别放在肋部两侧或腹部两侧，进行左右摇晃，使腹内器官得到运动，力度均匀自然（图7-2-10）。

11. 鲁氏搓法

（1）单掌搓法：单手放在腰骶部，进行快速来回运动，手与皮肤快速摩擦而起热，然后双手按在腰部相应腧穴，使热气向体内渗透，达到疏通经络的功效。

（2）双拇指搓法：左右手拇指交替沿直线快速地摩擦，以起热为止。

（3）双掌叠搓法：双掌叠压，手掌放在腰骶部，进行快速来回运动，手与皮肤快速摩擦而起热，然后双手按在腰部相应腧穴，使热气向体内渗透（图7-2-11），可达到疏通经络的功效。

附：搓五心，即双手拇指搓法，施术于手心、脚心，双手叠搓于腰骶部，可起到调理气机，交通阴阳的功效。

12. 聚法　双手从腹部两侧向腹中线方向合起，可起到梳理气机的作用（图7-2-12）。

13. 一指禅法　拇指置于施术部位，其余四指为辅，拇指关节及手腕伸直，拇指加压，吸定于施术部位，以腕关节的轻度摆动带动拇指上下移动（图7-2-13），可起到宽胸理气的作用。

14. 一指拨法　拇指指腹置于施术部位，其余四指为辅，拇指关节及手腕伸直，拇指吸定，拇指带动皮下组织向左、右做单向移动（图7-2-14）。

## 二、局部手法

鲁氏腹部推拿手法中，局部手法多结合施术部位命名，有其各自的特点，现介绍如下。

**（一）按侧腹部**（图7-2-15）

1. 术式　仰卧，下肢伸直，医者坐一侧。

2. 操作　以一手四指并拢置于一侧气户穴沿腹哀、大横、腹结等穴，反复操作2~4遍。

3. 动作要领　点按时可配合呼吸、腹部肌肉放松，不可用蛮力。

4. 作用　理气宽胸、健脾和胃、止痛消肿、活血祛瘀。

5. 治疗主症　胸胁胀闷、呃逆、饮食不下、消化不良等。

**（二）束腹法**（图7-2-16）

1. 术式　仰卧，医者坐一侧。

2. 操作　以两手四指并置于脊柱正中线平第2腰椎下缘，沿三焦俞、肾俞、肓门、志室，再向腹部京门、章门穴至腹中线，反复操作3~5分钟。

3. 动作要领　操作时两手用力均匀，用力抱拢腰肌，至腹中线时，将腹肌交叉捏起，并微向上提。

4. 作用　滋补肾阴、健脾和胃。

5. 治疗主症　腹胀、肠鸣、食欲减退、头晕、心悸、失眠、多梦、少气懒言、倦怠等。

**（三）提拿腹肌**

1. 术式　仰卧，医者坐一侧。

2. 操作　两手分置于两侧章门穴，四指并拢，拇指与四指分开，自内向外将腹部肌肉捏起，然后拇指与其余四指分置于腹肌两侧，沿关门、太乙、滑肉门至天枢、水道、归来等穴，反复操作 3~5 次。

3. 动作要领　操作时嘱病人腹部肌肉放松；提拿时，先将放松之腹肌集拢，再向上拿起。

4. 作用　调中和胃、补肾纳气。

5. 治疗主症　腹部气胀、恶心呕吐、食欲减退、头昏、头痛、胸闷、气喘、耳鸣等。

**（四）按上腹**（图 7-2-17）

1. 术式　仰卧，医者坐一侧。

2. 操作　以一手四指或两手四指掌侧置于上腹。自上而下逐步循经按任脉、上脘、中脘、建里、下脘、水分及胃经梁门、关门、太乙、滑肉门等穴，反复操作 2~3 分钟。

3. 动作要领　点按时不可用蛮力，力度均匀适中，以病人能忍耐为度。

4. 作用　健脾和胃、顺气降逆。

5. 治疗主症　上腹胀满、恶心呕吐、呃逆、饮食不下；胸胁胀闷、头昏、头痛、胸闷等。

**（五）摩按上腹**（图 7-2-18）

1. 术式　仰卧，医者坐一侧。

2. 操作　以一手四指指腹或掌根置于上腹，自上而下循任脉及足阳明胃经摩按，反复操作 3~4 分钟。

3. 动作要领　摩按时不可用蛮力，力度均匀适中，以病人能忍耐为度。

4. 作用　健脾和胃、消食散积、顺气降逆。

5. 治疗主症　上腹胀满、恶心呕吐、呃逆、饮食不下。

**（六）摩上腹**（图 7-2-19）

1. 术式　仰卧，下肢伸直，医者坐一侧。

2. 操作　以一手四指指腹或掌根置于上腹，自上而下循足阳明胃经及任脉摩动，不带动皮下组织，反复操作 5~10 分钟。

3. 动作要领　直线摩动配合按法，摩动时手指掌侧着力。

4. 作用　健脾除湿、调气消滞。

5. 治疗主症　呕吐、呃逆、饮食不下、纳呆、腹胀、腹痛等。

**（七）摩侧腹**（图 7-2-20）

1. 术式　仰卧，医者坐一侧。

2. 操作　以一手四指或两手四指指腹置于一侧之腹哀穴，经关门、太乙等穴，反复操作 5~10 分钟。

3. 动作要领　横摩上腹（腹哀穴）部时手法可重，将腹部肌肉轻轻提起。

4. 作用　补脾阳、助运化、宽胸胁。

5. 治疗主症　胸胁胀痛、胸闷、腹胀、腹痛、饮食不下等。

**（八）推上腹**（图7-2-21）

1. 术式　仰卧，医者站于病人头前方。

2. 操作　以两手拇指掌侧对置，其余四指分置于腹部两侧，自剑突下鸠尾穴经上、中、下脘至水分穴，反复直推3~5分钟。

3. 动作要领　直推时拇指末节及指间关节掌侧用力，拇指为主，其余四指为辅，用力均匀，以病人能忍耐为度。

4. 作用　调理脾胃、顺气降逆。

5. 治疗主症　咳逆上气、胸闷气短、胃痛、恶心、呕吐、头晕、头胀、胸胁胀痛、心惊、心悸等。

**（九）分摩季腹**（图7-2-22）

1. 术式　仰卧，医者坐一侧。

2. 操作　以两手四指分置于双侧季肋下的不容、承满穴，沿季肋自内向外摩动至章门穴，反复摩动6~10分钟。

3. 动作要领　施术时用力要均匀、轻柔。

4. 作用　调中和胃、理气止痛。

5. 治疗主症　胸胁疼痛、咳逆、气喘、胸中烦满、肩臂疼痛不能上举等。

**（十）分推上腹**（图7-2-23）

1. 术式　仰卧，医者坐一侧。

2. 操作　两手五指并拢、两拇指并置于任脉，以前臂带动双手沿腹中线至曲骨穴，反复操作5~10分钟。

3. 动作要领　上腹疾病，以点按"三脘"为主，下腹及下肢点按水分、气海、关元穴，生殖系统疾病点按曲骨穴；点按要有酸胀感或向下肢放射的酸胀、温热感。

4. 作用　健运脾胃、温肾壮阳。

5. 治疗主症　胸痛、咳逆上气、胃痛、月经不调、产后腹痛、遗精等。

**（十一）腹中挤推法**（图7-2-24）

1. 术式　仰卧，医者站于病人头前方。

2. 操作　以两手拇指掌侧分置于脐上两侧滑肉门，其余四指置于腹部两侧，自上而下、自外向内将腹部肌肉挤推2~5分钟。

3. 动作要领　两手挤推时，用力要对称；挤推时主要以两手拇指掌侧为用力部位，其余四指为辅，力度以皮肤微红为度。

4. 作用　调理肠胃、消气导滞。

5. 治疗主症　腹痛、腹胀、腹泻、术后肠粘连、绕脐疼痛、月经不调、产后腹痛等。

**（十二）揉大横**（图7-2-25）

1. 术式　仰卧，医者坐一侧。

2. 操作　以一手四指或两手指掌侧并置于腹部一侧大横穴，经天枢至对侧大横、天枢穴，反复横揉2~5分钟。

3. 动作要领　横摩大横、天枢手法和缓，力度由轻到重。

4. 作用　温补脾肾、调中和胃。

5. 治疗主症　腹部胀满、肠鸣、食欲减退、头晕目眩、胃神经痛等。

**（十三）推天枢**（图7-2-26）

1. 术式　仰卧，医者坐一侧。

2. 操作　以两手四指掌侧分置于脐旁天枢穴，往返推动3~5分钟。

3. 动作要领　两手四指宜轻缓均匀地摩动。

4. 作用　理气健脾、通络止痛。

5. 治疗主症　胃脘痛、腹满、恶心呕吐、不思饮食、胸背相引而痛、喘咳、腹泻等。

**（十四）按髂骨内侧**（图7-2-27）

1. 术式　侧卧，两下肢微屈曲，医者坐一侧。

2. 操作　以一手四指掌侧自五枢穴沿髂骨缘向内下方至府舍、中极、气冲穴边按边移动，反复操作3~5分钟。

3. 动作要领　沿髂骨内下方运动，用力轻缓，按压时应逐渐加力。

4. 作用　行气活血、温经镇痛。

5. 治疗主症　下肢瘫痪、坐骨神经痛、髋关节损伤、腰骶部疼痛、风湿性脊柱炎等。

**（十五）按气冲**（图7-2-28）

1. 术式　仰卧，下肢伸直，医者坐一侧。

2. 操作　以两手拇指掌侧分置于两侧气冲穴，或两手四指掌侧分置于气冲穴，或两手拇指掌侧分置于两侧气冲穴，长按2~3分钟。

3. 动作要领　长按时按照轻、重、轻的规律进行，每次按压以腹部发热为度。

4. 作用　行气活血、温通筋脉。

5. 治疗主症　头晕、头痛、视物模糊、胸闷、胸痛、腹胀、气喘、下肢疼痛、行走无力、下肢瘫痪麻木等。

**（十六）推下腹法**

1. 术式　仰卧，下肢伸直，医者坐一侧。

2. 操作　以两手拇指掌侧对置于阴交穴，其余四指分置于腹部两侧，自上向下逐步推动经石门、关元、中极至曲骨穴，反复操作2~3分钟。

3. 动作要领  推下腹用力较上腹小，耻骨上用力宜轻柔。

4. 作用  培元助运化、清利湿热。

5. 治疗主症  腹痛、腹胀、小腹痞满、腹肌拘急、月经不调、产后腹痛等。

### （十七）横摩下腹

1. 术式  仰卧，医者坐一侧。

2. 操作  以手指或两手四指掌侧并置于五枢、府舍穴，经水道、关元等穴至对侧髋骨内侧缘，反复横摩5~10分钟。

3. 动作要领  横摩水道、气穴，用力稍重，其他部位稍轻，下腹部横摩力度较上腹部轻，横摩时手掌微向上抬起，手指掌侧平放着力，便秘病人以左侧为主。

4. 作用  调补下焦气机、益元镇阳。

5. 治疗主症  小腹胀满、肠疝痛、小便困难、遗精、阳痿、月经不调等。

### （十八）摩按下腹

1. 术式  仰卧，下肢伸直，医者坐一侧。

2. 操作  以一手或两手四指并置于下腹之阴交、中注穴，自上而下经关元、气穴至曲骨、横骨穴，反复摩按3~6分钟。

3. 动作要领  下腹部摩按力度宜轻柔。

4. 作用  培肾固本、清利湿热。

5. 治疗主症  腹肌拘急、小腹疼痛、腹胀、肠鸣、恶心呕吐、头昏、头痛、耳鸣、耳聋、下肢酸软等。

### （十九）斜摩下腹

1. 术式  仰卧，两下肢微屈曲，医者坐一侧。

2. 操作  以一手四指掌侧置于髂骨上棘，另一手置于维道穴，自上向内下方府舍、归来，到气冲为止，反复交替斜摩5~10分钟。

3. 动作要领  斜摩可配合按法，侧腹部用力较少腹部重。

4. 作用  调补下焦气机、温通经脉。

5. 治疗主症  腹胀、小腹气逆上冲、胸胁疼痛，下肢瘫痪麻木、尿潴留等。

### （二十）按下腹

1. 术式  仰卧，医者坐一侧。

2. 操作  以一手四指或两手四指掌侧并置于脐旁之肓俞穴，自上向下逐步点按四满、大赫至横骨，反复按压2~3分钟。

3. 动作要领  点按时宜用力，但要缓慢下移，下腹点按力度较上腹轻。

4. 作用  温补肾阳、固本培元。

5. 治疗主症　月经不调、小便不利、腰骶疼痛、坐骨神经痛、下肢瘫痪麻木等。

## 三、鲁氏腹部推拿疗法的手法治疗程序

鲁氏腹部推拿疗法的手法经过六代人历时一百多年的实践和精心筛选，总结出了一套通用的手法，大多数疾病的治疗都可根据这套操作程序裁化，现介绍如下。

**（一）治疗过程**

（1）推揉法按触诊的顺序施术于全腹，检查病灶，以便针对性治疗。

（2）推揉小腹、脐及上腹；推、弹拨升结肠部位；扒降结肠；掏胃、肝、胆；一指禅推任脉；点按鸠尾，上、中、下脘，天枢、神阙，以及其他腹部经穴及经外奇穴。

（3）根据辨证在重要部位重复操作，不过要注意左腹以推法、弹拨法为主；右腹以扒法、掏法为主。

（4）掌根推任脉，全掌按神阙。

**（二）收气手法**

收气手法按体位可分为两部分，即仰卧位操作和俯卧位操作，现介绍如下。

1. 仰卧位手法

（1）晃法、聚法及平揉法施术于局部。

（2）推下肢，沿经络循行应用拍法及捶法施术；循经辨证点穴，以胃经为主。

（3）推上肢，沿经络循行点穴；揉上肢、搓上肢。

2. 俯卧位手法　（仰卧位手法操作完毕，嘱病人俯卧，进行施术）

（1）揉风池穴，点肩井穴，拿斜方肌，拿颈部肌肉。

（2）推督脉，推足太阳膀胱经；背部分推。

（3）拿颈项部，拿风池穴，点肩井穴。

（4）点督脉、足太阳膀胱经；双拇指推督脉、膀胱经。

（5）全掌推督脉、足太阳膀胱经。

（6）推下肢，循经点穴。

（7）搓脚心，擦八髎。

（8）推上肢，搓上肢，搓劳宫。

（9）搓五心、擦八髎结束。

# 第八章　腹部推拿治疗常见病

## 第一节　内科病种

### 一、慢性胃炎

慢性胃炎系指不同病因引起的各种慢性胃黏膜炎性病变，是一种常见病，也是多发病之一，其发病率在各种胃病中居首位。自纤维内镜广泛应用以来，对本病认识有明显提高。慢性胃炎是最常见的胃病，属中医学"胃脘痛""痞满""吞酸""嘈杂""纳呆"等病范畴。

**（一）病因病机**

慢性胃炎的病因和发病机制尚未完全阐明，可能与下列因素有关。

1. 急性胃炎的遗患　急性胃炎后，胃黏膜病变持久不愈或反复发作，均可形成慢性胃炎。

2. 刺激性食物和药物　长期服用对胃黏膜有强烈刺激的饮食及药物，如浓茶、烈酒、辛辣食物或水杨酸盐类药物，或进食时不充分咀嚼，粗糙食物反复损伤胃黏膜，过度吸烟等因素作用于胃黏膜所致。

3. 十二指肠液的反流　研究发现慢性胃炎病人因幽门括约肌功能失调，常引起胆汁反流，可能是一个重要的致病因素。胰液中的磷脂与胆汁和胰消化酶一起，能溶解黏液，并破坏胃黏膜屏障，促进 $H^+$ 及胃蛋白酶对黏膜的进一步损伤。由此引起的慢性胃炎主要在胃窦部。胃—空肠吻合术病人因胆汁反流而致胃炎者十分常见。消化性溃疡病人几乎均伴有慢性胃窦炎，可能与幽门括约肌功能失调有关。烟草中的尼古丁能使幽门括约肌松弛，故长期吸烟可助长胆汁反流而造成胃窦炎。

4. 免疫因素　免疫功能的改变在慢性胃炎的发病上已普遍受到重视，在萎缩性胃炎病人的血液、胃液或萎缩黏膜内可找到壁细胞抗体；胃萎缩伴恶性贫血病人血液中发现有内因子抗体，说明自身免疫反应可能是某些慢性胃炎的有关病因。但胃炎的发病过程中是否有免疫因素参与，尚无定论。此外，萎缩性胃炎的胃黏膜有弥漫的淋巴细胞浸润，体外淋巴母细胞转化试验和白细胞移动抑制试验异常，提示细胞免疫反应在萎缩性胃炎的发生上可能有重要意义。某些自身免疫性疾病如慢性甲状腺炎、甲状腺功能减退或亢进、胰岛素依赖性糖尿病、慢性肾上腺皮质功能减退等均可伴有慢性胃炎，提示本病可能与免疫反应有关。

5. 感染因素　1983 年沃伦（Warren）和马歇尔（Marshall）发现慢性胃炎病人在胃窦黏液层接近上皮细胞表面有大量幽门螺杆菌存在，其阳性率高达50%~80%，有报道称此菌并不见于正常胃黏膜。凡该菌定居之处均见胃黏膜炎细胞浸润，且炎症程度与细菌数量成正相关。电镜也见与细菌相连的上皮细胞表面微突数减少或变钝。病人血液和胃黏膜中也可找到抗幽门螺杆菌抗体。用抗生素治疗后，症状和组织学变化可改善甚或消失。目前此菌参与慢性胃炎的发病，已经得到证实。

中医认为，慢性胃炎多因长期情志不遂，饮食不节，劳逸失常，导致肝气郁结，脾失健运，胃脘失和，日久中气亏虚，从而引发种种症状。

**（二）临床表现**

本病进展缓慢，常反复发作，中年以上好发病，并有随年龄增长而发病率增加的倾向。部分病人可无任何症状，多数病人可有不同程度的消化不良症状，体征不明显。各型胃炎的表现不尽相同。

1. 浅表性胃炎　可有慢性不规则的上腹隐痛、腹胀、嗳气等，尤以饮食不当时明显，部分病人可有泛酸、上消化道出血，此类病人胃镜证实糜烂性及疣状胃炎居多。

2. 萎缩性胃炎　不同类型、不同部位其症状亦不相同。胃体胃炎一般消化道症状较少，有时可出现明显厌食、体重减轻，舌炎、舌乳头萎缩，可伴有贫血。萎缩性胃炎影响胃窦时，胃肠道症状较明显，特别有胆汁反流时，常表现为持续性上中腹部疼痛，于进食后即出，可伴有含胆汁的呕吐物和胸骨后疼痛及烧灼感，有时可有反复小量上消化道出血，甚至出现呕血，此系胃黏膜屏障遭受破坏而发生急性胃黏膜糜烂所致。

慢性胃炎大多无明显体征，有时可有上腹部轻压痛。

**（三）腹部手法操作**

鲁氏腹部推拿治疗慢性胃炎，一般分以下几步。

（1）一般先以全掌揉法及推拿法遍诊全腹约 5 分钟，以胃区为重点。

（2）然后用掏法施术于脾胃、肝胆 5~10 分钟。

（3）扒中脘 2~3 分钟。

（4）一指禅法施术于任脉 5~10 分钟。

（5）揉全腹 5~10 分钟。

（6）晃法操作 1~2 分钟。

（7）以收气手法结束。

## 二、慢性胃及十二指肠溃疡

溃疡病是一种常见的慢性全身性疾病，分为胃溃疡和十二指肠溃疡，又叫作消化性溃疡。之所以称之为消化性溃疡，是因为既往认为胃溃疡和十二指肠溃疡是由于胃酸和胃蛋白酶对黏膜自身消化所形成的，事实上胃酸和胃蛋白酶只是溃疡形成的主要原因之一，还有其他原因可以形成溃疡病。由于胃溃疡和十二指肠溃疡的病因和临床症状有许多相似之处，医生有时难以区分是胃溃疡还是十二指肠溃疡，因此往往诊断为消化性溃疡，或胃、十二指肠溃疡。如果能明确溃疡在胃或十二指肠，那就可直接诊断为胃溃疡或十二指肠溃疡。

溃疡病属于祖国医学的"胃脘痛""肝胃气痛""心痛""吞酸"等范畴。民间多称为"心口痛""胃气痛""胃痛""饥饱痨"等。

溃疡病以反复发作的节律性上腹痛为临床特点，常伴有嗳气、泛酸、灼热、嘈杂等感觉，甚至还有恶心、呕吐、呕血、便血，在胃肠局部有圆形、椭圆形慢性溃疡。

### （一）胃溃疡

胃溃疡常见的临床表现有局限于上腹部的腹痛，可归纳为局限性、缓慢性和节律性。胃溃疡的局限性疼痛多位于剑突下正中或偏左；起病多缓慢，病程长达数年或数十年，疼痛多在餐后 0.5～2 小时发作，经 1～2 小时胃排空后缓解，其规律是进食→疼痛→缓解。当溃疡较深，特别是穿孔性者，疼痛可涉及背部。本病呈周期性发作，与季节有关，秋末冬初最多，春季次之，夏季少见。本病与精神情绪、治疗反应等亦有关。疼痛性质常为隐痛、烧灼样痛、钝痛、饥饿痛或剧痛，可为碱性药物所缓解。特殊类型的溃疡如幽门管溃疡、胃底贲门区溃疡、巨大溃疡、多发性溃疡、复合性溃疡或有并发症时，疼痛可不典型。除疼痛外，还常兼有其他胃肠道症状，如嗳气、泛酸、烧心、恶心、呕吐等，呕吐和恶心多反映溃疡具有较高的活动程度。

胃溃疡的体征在缓解期多不明显，发作期如无并发症，可仅于上腹部疼痛区有压痛点，一般较轻。后壁穿透性溃疡在背部第 11、12 胸椎两旁常有压痛。

胃溃疡依其并发症的不同也可出现一些不同症状：①出血。胃溃疡是上消化道出血的常见原因之一。出血是由于血管受到溃疡的侵蚀、破裂所致。毛细血管受损时，仅在大便检查时，发现隐血；较大血管受损时，出现黑便、呕血。一般出血前症状加重，出血后上腹部疼痛减轻或消失。②穿孔。溃疡深达浆膜层时可发生急性胃穿孔，内容物溢入腹腔，导致急性弥漫性腹膜炎。表现为突然上腹部剧痛、恶心、呕吐，腹部呈板样，有明显压痛及反跳痛，肝浊音界及肠鸣音消失，腹部透视见膈下游离气体，部分病人呈休克状态。③幽门梗阻。幽门溃疡可致幽门括约肌痉挛，溃疡周围组织充血水肿，造成暂时幽门梗阻。在溃疡愈合后，因瘢痕形成或周围组织粘连引起持久性的器质性幽门狭窄。表现为胃排空时间延长，上腹疼痛，胀满不适，餐后加重，常伴有胃蠕动波、蠕动音、震水音；后期无蠕动波但可见扩大的胃形轮廓，往往大量呕吐，吐后上述症状减轻或缓解，呕吐物常为隔宿食物，味酸臭。

**（二）十二指肠溃疡**

十二指肠溃疡是消化道的常见病，一般认为是由于大脑皮质接受外界的不良刺激后，导致胃和十二指肠壁血管和肌肉发生痉挛，使胃肠壁细胞营养发生障碍和胃肠黏膜的抵抗力降低，致使胃肠黏膜易受胃液消化而形成溃疡。目前有人认为是幽门螺杆菌感染所致，溃疡常为单个，但也有多个溃疡，胃和十二指肠球部溃疡同时存在时，称复合性溃疡。

1. 病因病机　中医认为本病不单纯是局部疾病，而是全身性疾病，与肝脏有密切关系，临床多见肝胃不和、脾胃虚寒和脾虚肝郁等证型，食疗是一项十分重要的措施。

（1）胃及十二指肠溃疡是指胃、十二指肠黏膜（即内壁）发生破溃。

（2）精神紧张、生活起居不规律、饮食不规律、食物不洁，以及神经功能失调等原因可导致胃、十二指肠抵抗力降低，加之胃所分泌的胃酸及消化酶过多，侵蚀了胃、十二指肠的表面，造成溃疡。溃疡的疼痛，是胃酸对破溃的黏膜表面发生刺激作用所造成的。

（3）大量吸烟的人和胃酸分泌过多的人特别容易罹患此病。

（4）典型的胃及十二指肠溃疡多有长期、慢性、周期性、节律性上腹痛，与饮食密切相关。十二指肠溃疡多有饥饿痛及夜间痛，进食可缓解；而胃溃疡则为进食后痛。胃溃疡的疼痛部位多位于上腹正中及左上腹，而十二指肠溃疡则位于右上腹，当溃疡位于后壁时，可表现为背部痛。上消化道出血（呕血、黑便）及胃穿孔为其并发症。

（5）十二指肠溃疡的主要症状通常是在上腹部中央某一个小区域中发生反复性的剧痛。有时当溃疡在十二指肠后壁上时，会感觉疼痛是来自背后。疼痛可以在睡前和午夜出现，这叫"夜间痛"。这与像是"饥饿病"的典型十二指肠溃疡相反，疼痛发生在进餐之后。

2. 影像学检查

（1）龛影：龛影为诊断十二指肠球部溃疡的直接征象，多见于球部偏基底部。正位，龛影呈圆形或椭圆形，加压时周围有整齐的环状透亮带称"日晕征"。切线位，龛影为突出球内壁轮廓外的乳头状影。

（2）激惹征：钡剂于球部不能停留，迅速排空，称为"激惹征"。

（3）十二指肠球畸形：为十二指肠球部溃疡常见的重要征象。表现为球一侧出现指状切迹，后者不恒定，随蠕动而变浅、消失，球外形呈山字形、花瓣形及小球状等畸形。

（4）假性憩室：其形态大小可改变，尚可见黏膜皱襞进入憩室内，而龛影形态不变。

（5）黏膜皱襞改变：黏膜皱襞增粗、平坦或模糊，可呈放射状纠集到龛影边缘。

（6）常伴胃窦炎。

（7）球后溃疡：球后溃疡较常见，大小不一，多位于肠腔内侧，外侧壁常有痉挛收缩或瘢痕形成，使管腔狭窄。凡十二指肠降段上部发现痉挛收缩，应考虑球后溃疡的可能。

3. 临床表现　十二指肠溃疡的主要临床表现为上腹部疼痛，可为钝痛、灼痛、胀痛或剧痛，也可表现为仅在饥饿时隐痛不适。典型者表现为轻度或中度剑突下持续性疼痛，进食或服用制酸剂可缓解。临床上约有 2/3 的疼痛呈节律性：早餐后 1~3 小时开始出现上腹痛，如不服药或进食则要持续至午餐后才缓解；食后 2~4 小时又痛，也须进餐来缓解；约半数病人有午夜痛，病人常可痛醒。节律性疼痛大多持续几周，随着缓解数月，可反复发生。

十二指肠溃疡发病有以下特点。

（1）慢性过程呈反复发作，病史可达几年甚或十几年。

（2）发作呈周期性，与缓解期相互交替。过去发作期可长达数周或数月，现因有效治疗而显著缩短。缓解期亦长短不一，短的仅几周或几个月，长的可达几年。

（3）发作有季节性，多在秋冬或冬春之交发病，可因不良精神情绪或服用解热镇痛药及消炎药物诱发。

（4）多发于中青年男性。

部分病例可无上述典型的疼痛，而仅表现为无规律性较模糊的上腹隐痛不适，伴腹胀、厌食、嗳气等症状。随着病情的发展，可因并发症的出现而发生症状的改变。一般来说，十二指肠溃疡具有上腹疼痛而部位不很确定的特点。如果疼痛加剧而部位固定，放射至背部，服务制酸剂不能缓解，常提示后壁有慢性穿孔；突然发生剧烈腹痛且迅速蔓延及全腹时，应考虑有急性穿孔；有突然眩晕者说明可能并发出血。

4. 腹部手法操作　对于慢性胃炎和十二指肠溃疡手下多有涩滞感，腹部推拿治疗以早期为宜，手法不宜过重。治疗程序如下。

（1）轻揉法施术于全腹 5~10 分钟。

（2）轻点腹部穴位如上脘、中脘、下脘、梁门、神阙、天枢等各 1 分钟左右。

（3）掏法施术于胃部 5 分钟左右，扒法施术于十二指肠投射区 5 分钟左右。

（4）推任脉 5 分钟左右。

（5）放松双下肢，以收气手法结束。

## 三、呕吐

呕吐是临床常见病症，既可单独为患，亦可见于多种疾病。古代文献以有声有物谓之呕，有物无声谓之吐，有声无物谓之干呕。因两者常同时出现，故称呕吐。

呕吐可见于西医学的急慢性胃炎、胃扩张、贲门痉挛、幽门痉挛、胃神经官能症、胆囊炎、胰腺炎等。

**（一）病因病机**

胃主受纳，腐熟水谷，以和降为顺，若气逆于上则发为呕吐。导致胃气上逆的原因很多，如风、寒、暑、湿之邪或秽浊之气，侵犯胃腑，致胃失和降，气逆于上则发呕吐；或饮食不节，过食生冷肥甘，误食腐败不洁之物，损伤脾胃，导致食滞不化，胃气上逆而呕吐；或因恼怒伤肝，肝气横逆犯胃，胃气上逆，或忧思伤脾，脾失健运，使胃失和降而呕吐；或因劳倦内伤，中气被耗，中阳不振，津液不能四布，酿生痰饮，积于胃中，饮邪上逆，也可发生呕吐。

**（二）辨证**

1. 实证

（1）主症：发病急，呕吐量多，吐出物多酸臭味，或伴寒热。

（2）兼见呕吐清水或痰涎，食久乃吐，大便溏薄，头身疼痛，胸脘痞闷，喜暖畏寒，舌白，脉迟者，为寒邪客胃；食入即吐，呕吐酸苦热臭，大便燥结，口干而渴，喜寒恶热，苔黄，脉数者，为热邪内蕴；呕吐清水或痰涎，脘闷纳差，头眩心悸，苔白腻，脉滑者，为痰饮内阻；呕吐多在食后精神受刺激时发作，吞酸，频频嗳气，平时多烦善怒，苔薄白，脉弦者，为肝气犯胃。

2. 虚证

（1）主症：病程较长，发病较缓，时作时止，吐出物不多，腐臭味不甚。

（2）兼见饮食稍有不慎，呕吐即易发作，时作时止，纳差便溏，面色苍白，倦怠乏力，舌淡、苔薄，脉弱无力者，为脾胃虚寒。

**（三）腹部手法操作**

呕吐的腹部推拿要分清寒热，治疗手法以平为期，主要分为以下几步。

（1）推拿法施术于全腹 3~5 分钟。

（2）揉法施术于腹部及胃脘 3~5 分钟。

（3）按神阙穴 2~3 次，一次 1~3 分钟。

（4）推任脉6~9遍。

（5）点按中脘、攒竹、内关、公孙等穴各1~3分钟。

（6）以收气手法结束。

## 四、胃肠神经官能症

胃肠神经官能症，又称胃肠道功能紊乱，是一组胃肠综合征的总称，系高级神经活动障碍导致自主神经系统功能失常，主要为胃肠的运动与分泌功能失调，无组织学器质性病理改变，不包括其他系统疾病引起的胃肠道功能紊乱。临床表现主要为胃肠道的症状，可伴有其他官能性症状。本病相当常见，以青壮年为多。

**（一）病因病机**

本病的发病机制迄今尚无统一认识。精神因素为本病发生的主要诱因，如情绪紧张、焦虑、生活与工作上的困难、烦恼、意外不幸等，均可干扰高级神经的正常活动，进而引起胃肠道的功能障碍。暗示或自我暗示是重要的发病因素，例如由于某种草率的诊断意见、无关紧要的化验结果或医生的举止和表情不当而造成的所谓医源性疾病，以及病人因亲友患严重疾病如胃肠道癌肿而产生的自我暗示均可引起本症。此外，胃肠道器质性疾病痊愈后，少数可后遗胃肠神经官能症。饮食失调，经常服用泻药或灌肠，亦可构成不良刺激，导致本病的发生与发展。

**（二）临床表现**

由于个体对外界刺激的耐受程度和反应形式不同，从而表现类型亦异。本病起病多缓慢，病程多缠绵日久，症状复杂，呈持续性或反复性发作，病情轻重可因暗示而增减，临床表现以胃肠道症状为主，多伴有心悸、气短、胸闷、面红、失眠、焦虑、注意力涣散、健忘、神经过敏、手足多汗、多尿、头痛等自主神经不平衡的表现。

以下分述几种胃肠道功能紊乱的病症。

1. 胃神经官能症

（1）神经性呕吐：多见于女性。病人往往在进食后不久突然发生呕吐，一般无明显恶心，呕吐不费力，呕吐量不多，且不影响食欲和食量，常边呕边进食，因此多数无明显营养障碍。神经性呕吐可伴有癔症的色彩，如夸张、做作、易受暗示、突然发作，间歇期完全正常，因此也称为癔症性呕吐。此外，呕吐有条件反射性因素，印象不良的刺激物如某些食物、药物，甚至某些特定的情景，也能引起呕吐。

（2）神经性嗳气：病人有反复发作的连续性嗳气，致使人不自觉地吞入大量空气而使症状更为明显，导致频频嗳气，常有癔症色彩，当众发作。

（3）神经性厌食：多为女性，主要为厌食或拒食，严重者有体重减轻。病人多数自觉良好，行动活泼敏捷，有时又自相矛盾地对食物甚感兴趣，甚至贪食饱餐，而后又偷偷呕掉。病人因长期少食，体重减轻可至原有体重的40%~60%，以致恶病质的程度。病人常有神经内分泌失调，表现为闭经、低血压、心动过缓、体温过低、饥饿感丧失等。

2. 肠神经官能症　又称肠易激综合征，为胃肠道最常见的功能性疾病。以肠道症状为主，病人常有腹痛、腹胀、肠鸣、腹泻和便秘等症状。过去称此为结肠功能紊乱、结肠痉挛、结肠过敏、痉挛性结肠炎、黏液性结肠炎、情绪性腹泻等，现统称为肠易激综合征。实际上，本症肠道功能紊乱，并没有炎性病变，而且功能紊乱也不限于结肠。

（1）以结肠运动功能障碍为主：较多见。病人有阵发性肠绞痛，主要位于左下腹，痛时可扪及痉挛的肠曲，此由降结肠或乙状结肠痉挛所致；疼痛如位于左肋缘下腋前线附近，并放射至剑突下及左上臂，此为高位或过长的结肠脾曲痉挛所致。腹痛的发作和持续时间虽不很规律，但多数在早餐后发作，表示胃结肠反射亢进，熟睡时极少见。腹痛常因进食或冷饮而加重，在排便、排气、灌肠后减轻。腹痛常伴有腹胀、排便不畅感或排便次数增加，粪便可稀可干。结肠持续痉挛时，推进性蠕动减弱，则引起痛性便秘，这一情况可称为痉挛性结肠。

（2）以结肠分泌功能障碍为主：少见。病人腹痛不明显，但有经常或间歇性腹泻，粪便呈糊状，含大量黏液，有时粪质很少，粪便镜检大致正常，这种类型也称黏液性腹泻。

也可有上述两型的混合型，即便秘与腹泻间歇交替出现。

（3）以小肠功能障碍为主：主要表现为水样腹泻，伴有脐周不适或阵发性疼痛和肠鸣亢进，常可因情绪波动而激发。

本症的病理生理尚不清楚。测定结肠平滑肌电活动时，提示病人的肠肌有某种内在的不正常，而组织学上未发现异常；描记结肠内压力时发现情绪等改变能影响自主神经功能，而使结肠运动和分泌失调。

虽然腹痛和腹泻等症状严重影响劳动和生活，但病人一般情况良好，无体重减轻。

**（三）腹部手法操作**

胃肠神经官能症在腹部推拿治疗中，所用程序与手法大致相通，不同之处在于胃神经官能症是以胃部为主要施术对象；肠神经官能症是以肠为主要施术对象，现将步骤介绍如下。

（1）掌揉法施术于全腹部5~10分钟。

（2）根据手下不同的手感以推拿法、揉法、点法针对病灶反复施术6~9

遍。

（3）然后用掏法施术于胃脘 3~5 分钟；或者用推法、扒法施术于下腹部 3~5 分钟。

（4）按神阙 2~3 分钟。

（5）一指禅法施术于任脉 5~10 分钟。

（6）揉全腹 5~10 分钟。

（7）以收气手法结束。

## 五、幽门梗阻

幽门梗阻指的是胃的幽门部位，由于溃疡或癌瘤等病变所致的食物和胃液通过障碍，它可分为不完全性梗阻和完全性梗阻两大类。幽门梗阻是胃、十二指肠溃疡的常见并发症之一，可发生在溃疡病的近期（即活动期）或晚期。其他可能形成幽门梗阻的疾病还有胃窦癌、胃黏膜脱垂及胃结核等。

### （一）病因病机

位于幽门或幽门附近的溃疡，可以因为黏膜水肿或因溃疡引起反射性幽门环形肌收缩，更常见的原因是慢性溃疡所引起的黏膜下纤维化，形成瘢痕性狭窄，因溃疡病引起的幽门梗阻约占 10%。还有的成年人也可发生幽门肌肥大而产生幽门梗阻。幽门痉挛的发作或加重常是阵发性的，可以自行解除梗阻；黏膜水肿可随炎症减轻而获得消退。若瘢痕挛缩所致幽门狭窄，则无法缓解，且不断地加重。幽门痉挛纯属功能性，其余均属器质性病变。幽门黏膜水肿与胃的炎症有关，虽属器质性病变，但可自愈；只有瘢痕性狭窄则非手术不能解决。产生幽门梗阻往往不是缘于单一的因素，而是多种因素并存所致。因肿瘤造成的梗阻可参见胃癌。

### （二）临床表现

一般病人都有较长溃疡病史，随着病变的发展，胃痛渐见加重，并有嗳气、反胃等症状。病人往往因胃胀而厌食，抗酸药亦渐无效。由于胃胀难忍，病人自己用手指伸入咽部引诱呕吐。吐出物通常为数小时以前所进的饮食，不含胆汁，有腐败酸味。逐渐呕吐频繁，病人因惧腹胀，故晚间不敢进食，但每晚仍将白天所进饮食全都吐出，然后才觉舒适。胃逐渐扩张，上腹部饱胀并诉有移动性包块，病人及其家属都能看出，由于呕吐次数增加，脱水日渐严重，体重下降。病人觉头痛、乏力、口渴，但又畏食，重者可出现虚脱。由于胃液丢失过多，可发生手足搐搦，甚至惊厥，尿量日渐减少，最后可发生昏迷。病人消瘦，倦怠，皮肤干燥、丧失弹性，而且可出现维生素缺乏征象，口唇干，舌干、有苔，眼球内陷。上腹鼓胀显著，能看见胃型和自左向右移动之胃蠕动波。叩诊上腹鼓音，振水音明显。能听到气过水声，但很稀少。Chvostek 征和

Trousseau 征呈阳性。

**（三）腹部手法操作**

对于幽门梗阻这一疾病，腹部推拿多用一指禅法、一指推法及扒法，再辅以其他手法，具体步骤如下。

（1）掌揉法施术于全腹部 5~10 分钟。

（2）根据手下不同的手感以推拿法、揉法、点法针对病灶反复施术 6~9 遍。

（3）然后用掏法施术于幽门部 3~5 分钟；或扒法施术于胃脘部 3~5 分钟。

（4）按神阙 2~3 分钟。

（5）一指禅法施术于任脉 5~10 分钟。一指推法施术于任脉 5~10 分钟。

（6）以收气手法结束。

# 六、胃下垂

胃下垂是指站立时，胃的下缘达盆腔，胃小弯弧线最低点降至髂嵴连线以下。

**（一）病因病机**

本病的发生多是由于膈肌悬吊力不足，肝胃、膈胃韧带功能减退而松弛，腹内压下降及腹肌松弛等因素，加上体形或体质等因素，使胃呈极度低张的渔钩状，即为胃下垂所见的无张力型胃。

**（二）临床表现**

轻度下垂者一般无症状，下垂明显者有上腹不适，饱胀，饭后明显，伴恶心、嗳气、厌食、便秘等，有时腹部有深部隐痛感，常于餐后、站立及劳累后加重。长期胃下垂者常可有消瘦、乏力、站立性昏厥、低血压、心悸、失眠、头痛等症状。

**（三）腹部手法操作**

胃下垂这一疾病，中医多责之于中气不足，故本病在治疗上除常用手法外，还要有"提胃线"的手法，操作步骤如下。

（1）掌揉法施术于全腹部 5~10 分钟。

（2）根据手下不同的手感以推拿法、揉法、点法针对病灶反复施术 6~9 遍。

（3）按神阙 2~3 分钟。点中脘、足三里、内关、关元等穴各 1~2 分钟。

（4）一指推法施术于任脉 5~10 分钟。

（5）提胃线 6~8 次。

（6）以收气手法结束。

# 七、呃逆

呃逆，俗称"打呃"，现代医学称"膈肌痉挛"，胸膈气逆上冲，喉间呃呃连声，令人不能自制，甚则妨碍谈话、咀嚼、呼吸、睡眠等。其呃声或疏或密，间歇无定时，有几分钟或半小时呃一声，亦有连续呃逆七八声方暂止。以胃气不降，上冲咽喉而致喉间呃呃连声，声短而频不能自制，有声无物为主要表现的病证。又名哕、发呃。病位主要在中焦，由于胃气上逆动膈而成。可由饮食不节、胃失和降，或情志不和、肝气犯胃，或正气亏虚、耗伤中气等引起。呃逆的辨证施治，须先辨虚实寒热。

**（一）病因病机**

1. 饮食不当　进食太快，过食生冷，或滥服寒凉药物，寒气蕴蓄于胃，上动于膈，导致呃逆；或过食辛热煎炒、醇酒厚味，或过用温补之剂，燥热内生，腑气不行，气逆动膈，发生呃逆。

2. 情志不遂　恼怒伤肝，气机不利，横逆犯胃，逆气动膈；或肝郁克脾，或忧思伤脾，运化失职，滋生痰浊；或素有痰饮内停，复因恼怒气逆，逆气夹痰浊上逆动膈，发生呃逆。

3. 体虚病后　素体不足，年高体弱，或大病久病，正气未复；或吐下太过，虚损误攻，均可损伤中气；或胃阴耗伤，胃失和降，发生呃逆。

**（二）临床表现**

常见证型有：①胃中寒滞型呃逆。症见呃声沉缓，连续不已，胃脘不舒，得热则减，舌苔白，脉迟缓。治宜温中祛寒止呃，方用丁香散。②胃火上逆型呃逆。症见呃声洪亮，烦渴便难，口臭喜冷饮，舌红、苔黄，脉滑数。治宜泄热通腑止呃，方用小承气汤加味。③气逆痰阻型呃逆。症见痰涎壅盛，呃有痰声，胸胁胀闷，或恶心纳呆，舌苔腻，脉弦滑。治宜降气化痰，和胃止呃，方用旋覆代赭汤。④脾胃阳虚型呃逆。症见呃声低沉，气不接续，面白肢冷，舌淡，脉细弱。治宜温中止呃，方用理中汤加味。⑤胃阴不足型呃逆。症见呃声短促而不连续，舌干、烦渴，纳少便干，舌红、少苔，脉细数。治宜养阴和胃止呃，方用益胃汤加味。本病轻者，可不治自愈。少数危重病人晚期出现呃逆者，是元气衰败、胃气将绝之征象，预后不良。

**（三）腹部手法操作**

呃逆一症多由胃气上逆所致，现代医学多认为是膈肌痉挛，在治疗手法上与呕吐有相似之处，现介绍如下。

（1）掌揉法施术于全腹部 5~10 分钟。

（2）然后用掏法、扒法施术于胃脘部 5~10 分钟。

（3）点中脘、足三里、内关、关元等穴各 1~2 分钟。

（4）按神阙2~3分钟。

（5）一指推法施术于任脉3~6遍，注意手法逆任脉循行方向操作。

（6）以收气手法结束。注意收气时，多用推法，推督脉、夹脊及膀胱经各6~8遍。

## 八、功能性消化不良

功能性消化不良，是指有上腹痛、上腹胀、早饱、嗳气、食欲减退、恶心、呕吐等不适症状，经检查排除引起这些症状的器质性疾病的一组临床综合征，症状可持续或反复发作，病程一般规定为超过1个月或在12个月中累计超过12周。功能性消化不良是临床上最常见的一种功能性胃肠病，欧美国家的流行病学调查表明，普通人群中消化不良症状者占19%~41%；我国某市一份调查报道，功能性消化不良占该院胃肠病菌专科门诊病人的50%。功能性消化不良不仅影响病人的生活质量，而且造成相当高的医疗费用，因此已逐渐成为现代社会中一个主要的医疗保健问题。

**（一）病因病机**

病因和发病机制至今尚未清楚，大量研究提示可能与多种因素有关。一般认为，胃肠动力障碍是功能性消化不良的主要病理生理学基础，证据是过半数的病人有胃固体排空延缓、近端胃及胃窦运动异常、幽门十二指肠运动失常、消化间期三相胃肠运动异常等胃肠动力障碍的表现。近年研究还发现胃肠动力障碍常与胃电活动异常并存，促胃肠动力学药治疗可使大部分病人的症状得到不同程度的改善。近年来，内脏感觉受到重视，早期研究发现功能性消化不良病人胃的感觉容量明显低于正常人，表明病人存在胃感觉过敏。近年研究提示，这种感觉过敏与感觉传入通道异常有关，即正常的内脏传入信号在脊髓、脑的水平被放大，产生过强反应。这就可以解释，在胃排空延迟者，功能性消化不良的症状是通过机械感受器产生，而在胃排空正常者，中枢信号放大同样可以产生。精神因素和应激因素一直被认为与功能性消化不良的发病有密切的关系，调查表明，功能性消化不良病人存在个性异常、焦虑、抑郁量表评分显著高于正常人和十二指肠溃疡组；另有调查报道，在功能性消化不良病人中，特别是童年期应激事件的发生频率高于正常人和十二指肠溃疡组，但精神因素的确切致病机制尚未阐明。

此外，胃镜检查结果显示，约半数功能性消化不良病人有幽门螺杆菌感染及由此而引起的慢性胃炎，但研究至今未发现幽门螺杆菌感染及慢性胃炎与功能性消化不良症状有明确的相关性，且长期随访证明，经治疗幽门螺杆菌被根除并伴慢性胃炎病理组织学改善之后，大多数病人症状并未得到改善，因此目前多数学者认为幽门螺杆菌感染及慢性胃炎在功能性消化不良发病中不起主要作用。

**（二）临床表现**

本病并无特征性的临床表现，但主要有上腹痛、上腹胀、早饱、嗳气、食欲减退、恶心、呕吐等。常以某一个或某一组症状为主，在病程中症状也可发生变化，起病多缓慢，病程经年累月，呈持续性或反复发作，不少病人有饮食、精神等诱发因素。

上腹痛为常见症状，部分病人以上腹痛为主要症状，伴或不伴有其他上腹部症状。上腹痛多无规律性，在部分病人上腹痛与进食有关，表现为饱痛，进食后缓解，或表现为餐后 0.5~3 小时腹痛持续存在。

早饱、腹胀、嗳气亦为常见症状，可单独或以一组症状出现，伴或不伴有腹痛。早饱是指有饱感但进食后不久即有饱感，致摄入食物明显减少。上腹胀多发生于餐后，或呈持续性进餐后加重。早饱和上腹胀常伴有嗳气。恶心，呕吐并不常见，往往发生于胃排空明显延迟的病人，呕吐多为当餐胃内容物。

不少病人同时伴有失眠、焦虑、抑郁、头痛、注意力不集中等精神症状，这些症状在部分病人与"恐癌"心理有关。

根据临床特点，可将本病分为溃疡型（上腹痛为主）、动力障碍型和非特异型。

**（三）腹部手法操作**

功能性消化不良的施术部位主要是上腹部，手法以揉法为主，力度宜舒缓、均匀，操作步骤如下。

（1）掌揉法施术于全腹部 5~10 分钟。

（2）然后用掏法、扒法施术于上腹部 5~10 分钟。

（3）点上脘、中脘、下脘、梁门、足三里、内关、关元等穴各 1~2 分钟。

（4）按神阙 2~3 分钟。

（5）揉脐上任脉 3~6 遍。

（6）以收气手法结束。

# 九、胃痉挛

胃痉挛是由胃壁平滑肌收缩而引起的胃部肌肉抽搐，是胃运动功能失调的一种表现。

**（一）病因病机**

常见诱因为受凉、饮食不当、运动时准备活动不充分、运动量过大、游泳时水温过低、情绪不好、压力过大等。多由急慢性胃部炎症、溃疡等疾病引起，也可由某些急腹症引起。

**（二）临床表现**

胃痉挛的主要表现为急性上腹部疼痛，多呈发作性，严重的可发生恶心、呕吐等症状。

**（三）腹部手法操作**

胃痉挛在腹部推拿手法上讲究舒缓放松、先轻后重，以轻揉法、掏法、点法为主，具体操作如下。

（1）掌揉法施术于全腹部 5~10 分钟。

（2）然后用掏法施术于胃脘部 5~10 分钟，手法先轻后重。

（3）点上脘、中脘、阳陵泉、内关、关元等穴各 1~2 分钟。

（4）按神阙 2~3 分钟。

（5）揉下腹 3~5 分钟。

（6）以收气手法结束。

# 十、慢性结肠炎

慢性结肠炎是一种慢性、反复性、多发性病症，以结肠、乙状结肠和直肠为发病部位。症状为左下腹痛、腹泻、里急后重，时便下黏液、便秘或泄泻交替性发生，时好时坏，缠绵不断，反复发作。

**（一）病因病机**

1. 病因

（1）过敏因素：过敏性病变，受个体差异影响，主要是肠道性过敏，也时有累及皮肤。有些人对鱼类、虾、蟹、牛乳等高蛋白食物过敏，这些都是异体蛋白进入人体时产生大量组胺物质引发的过敏性反应。过敏性反应，是受容易导致过敏的物质刺激，自身免疫引起反应，释放出自卫物质而激发大量免疫细胞凝聚、均结集在消化道黏膜表面，从而引起黏膜表面水肿充血及渗液等炎症发生。过敏性反应是随着人类生活、饮食习惯的改变和个体的差异产生的，是消化过敏的主要因素。

（2）感染因素：感染，在结肠炎病因中是主要病因之一。虽然在粪便中未能检出致病菌、病毒或真菌。每当发病时，使用抗生素则可不同程度地控制病情和产生治疗效果，这说明抗生素具有抑制大肠杆菌及其他致病菌的作用，可减轻临床症状，一般认为都与感染有关。人类是杂食性的，当吃了不洁或变质的食物，往往会发生肠道病变，占结肠炎病因多数。

（3）自身免疫因素：随着社会的发展，医学的进步，免疫学的快速成长，有很多不明病因得以探明。目前，免疫疾病的发病率高，治疗困难，已引起重视。慢性结肠炎在常规治疗下是难以治愈的。

在病理学检查中发现与自身免疫有关：①体液免疫。血液中，一般都可发现抗结肠炎抗体（IGM）存在，其抗原是结肠上皮细胞内的脂多糖，从而杀死结肠的上皮细胞，形成了局部或整片创伤，容易引起继发性感染，发生炎症。所以，在病人粪便中，常可发现大量上皮细胞脱落，也说明了这个原因。②细胞免疫。在人体免疫系统中，细胞免疫为人体主要免疫，其中有中性粒细胞和淋巴细胞。慢性结肠炎的发生，往往可引起大量淋巴细胞结集，对抗导致肠系感染及肠道黏膜损伤的病毒（有报道为肠病毒感染）。而中性粒细胞则针对细菌性感染起到免疫作用，在长时间炎症作用下，可引起免疫细胞增强攻击力，互相杀灭，将正常细胞破坏，导致炎症加重，是长期炎症不愈的原因之一。

2. 病机

慢性结肠炎，分为溃疡性、非溃疡性和糜烂性三种。溃疡性慢性结肠炎的特点是溃疡形成，在纤维结肠镜下可见溃疡面、水肿、充血，粒膜脱落，局部静脉模糊等表现。严重者，可呈粟粒样或肉芽增生。非溃疡性慢性结肠炎在纤维结肠镜下观察，常不易察觉炎症发生或组织变化，但可存在细胞增大，组织间质充血，轻度水肿。在长期炎症浸润作用下，局部组织反复脱落、增生、渗液，极易引起肉芽增生。糜烂性结肠炎是由溃疡性结肠炎转变而成，是慢性结肠炎最严重的一种，也是容易引起癌变的一种。为了防止恶变，应做好治疗和预防，一旦发现大便异常，应做进一步检查。

**（二）临床表现**

慢性结肠炎起病缓慢，可持续不缓解，或活动与静止交替呈慢性反应。病人可出现便秘或泄泻症状，有排便次数增多、排便困难，便下大量黏液或带血，时有里急后重现象，伴随左下腹疼痛，呈隐隐作痛，体重下降，消瘦，精神不振。在常规治疗用药后症状可得到缓解，症状减轻，停药后容易复发。

**（三）腹部手法操作**

（1）掌推法及掌揉法各施术于全腹部 3~5 分钟。

（2）点中脘、天枢、神阙、关元等穴各 1~2 分钟。

（3）揉下腹 5~10 分钟。

（4）按神阙 2~3 分钟。

（5）一指推法施术于任脉 3~6 遍。

（6）以收气手法结束。

# 十一、腹痛

腹痛是指由于各种原因引起的腹腔内外脏器的病变，而表现为腹部的疼痛。腹痛可分为急性与慢性两类。病因极为复杂，包括炎症、肿瘤、出血、梗阻、穿孔、创伤及功能障碍等。

症名出自《素问·举痛论篇》。腹痛反应于脘腹、胁腹、脐腹、少腹等部位。《症因脉治》卷四曰："痛在胃之下，脐之四旁，毛际之上，名曰腹痛。"《医宗必读》卷八曰："腹痛分为三部，脐以上痛者，为太阴脾；当脐而痛者，为少阴肾；少腹痛者，为厥阴肝及冲脉、大小肠。"《医学举要》卷三曰："腹痛一证，分无形、有形。……大抵在脏者，以肝脾肾为主；在腑者，以肠胃为主。"《万病回春》卷五曰："腹痛有寒、热、食、血、湿、痰、虫、虚、实九般也。"另有蓄血、症瘕等亦可引致腹痛。《景岳全书·杂证谟》曰："痛有虚实，……但当察其可按者为虚，拒按者为实；久痛者多虚，暴痛者多实；得食稍可者为虚，胀满畏食者为实；痛徐而缓，莫得其处者多虚，痛剧而坚，一定不移者为实；痛在肠脏中，有物有滞者多实，痛在腔胁经络为实，不干中脏而牵连腰背，无胀无滞多虚。"《隘村医诀》卷上曰："腹痛之证，有寒、有热、有死血、有食积、有湿痰、有虚、有实。若绵绵痛而无增减者，寒也；时痛时止者，热也；每痛有处，不行移者，死血也；痛甚欲大便，利后痛减者，食积也；痛而小便不利者，湿痰也。其诸痛虚实，更宜详辨。痛而胀闷者，多实；不胀不闭者多虚。拒按者，多实；可按者，为虚。喜寒者，多实；喜热者，多虚。饱则甚者，多实；饥则甚者，多虚。脉实气粗者，多实；脉虚气少者，多虚。新病多壮者，多实；久病年衰者，多虚。补而不效者，多实；攻而愈剧者，多虚。"关于治疗，龚廷贤谓："治之皆当辨其寒热虚实，随其所得之症施治。若外邪者散之，内积者逐之，寒者温之，热者清之，虚者补之，实者泻之，泄则调之，闭则通之，血则消之，气则顺之，虫则追之，积则消之。加以健理脾胃，调养气血，斯治之要也。"（《寿世保元·腹痛》）

**（一）病因病机**

1. 病因

（1）腹腔脏器的病变：

按发病率的高低排列如下。

1）炎症。急性胃炎、急性肠炎、胆囊炎、胰腺炎、腹膜炎等。

2）穿孔。胃穿孔、肠穿孔、胆囊穿孔等。

3）阻塞和扭转。肠梗阻、胆管结石梗阻、胆管蛔虫症、输尿管结石梗阻、急性胃扭转、大网膜扭转、卵巢囊肿扭转等。

4）破裂。异位妊娠破裂、卵巢囊肿破裂、脾破裂、肝癌结节破裂等。

5）血管病变。肠系膜动脉血栓形成、腹主动脉瘤、脾梗死、肾梗死等。

6）其他。肠痉挛、急性胃扩张、经前紧张症等。

（2）腹外脏器与全身性疾病：

较常见的如下。

1）胸部疾病。急性心肌梗死、急性心包炎、大叶性肺炎、胸膜炎、带状疱疹等。

2）变态反应性疾病。腹型紫癜症、腹型风湿热等。

3）中毒及代谢性疾病。铅中毒、卟啉病等。

4）神经精神系统疾病。腹型癫痫、神经官能症等。

2. 病机　腹痛包括内脏性腹痛、躯体性腹痛及感应性腹痛三者。内脏性腹痛是因腹腔中空性器官的平滑肌过度紧张收缩或因腔内压力增高而被伸展、扩张所引起，亦可因实质性器官的包膜受到内在的膨胀力或外在的牵引力而引起。痛觉自内脏感觉神经末梢经脊神经传入中枢。躯体性腹痛因分布于腹部皮肤、腹壁肌层和腹膜壁层，以及肠系膜根部的神经末梢，因受腹腔内外病变或创伤等刺激而引起。经第6胸神经至第1腰神经传入中枢。感应性腹痛是在腹腔脏器病变时，在相应神经节段的体表或深部感到的疼痛，亦有表现在远隔部位的放射性痛。

**（二）临床表现**

1. 腹痛本身的特点　腹痛的部位常提示病变的所在，是鉴别诊断的重要因素。不过许多内脏性疼痛常定位模糊。所以，压痛的部位要较病人主觉疼痛的部位更为重要。疼痛的放射部位对诊断亦有一定的提示作用，如胆管疾病常有右侧肩背部的放射痛，胰腺炎的疼痛常向左腰部放射，肾绞痛则多向会阴部放射等。

腹痛的程度在一定意义上反映了病情的轻重。一般而言，胃肠道穿孔、肝脾破裂、急性胰腺炎、胆绞痛、肾绞痛等疼痛多较剧烈，而溃疡病、肠系膜淋巴结炎等疼痛相对轻缓。不过疼痛的感觉因人而异，特别在老年人，有时感觉迟钝，如急性阑尾炎，甚至直到穿孔时才感腹痛。疼痛的性质大致与程度有关，剧烈的痛多被病人描述为刀割样痛、绞痛，而较缓和的痛则可能被描述为酸痛、胀痛。胆管蛔虫症病人的疼痛常被描述为钻顶样痛，较有特征。

腹痛节律对诊断的提示作用较强，实质性脏器的病变多表现为持续性痛，中空脏器的病变则多表现为阵发性。而持续性疼痛伴阵发性加剧则多见于炎症与梗阻同时存在的情况，如胆囊炎伴胆管梗阻、肠梗阻后期伴腹膜炎等情况。

2. 伴随的症状　腹痛伴随的症状在鉴别诊断中甚为重要。伴发热的提示为炎症性病变，伴吐泻的常为食物中毒或胃肠炎，仅伴腹泻的为肠道感染，伴呕吐的可能为胃肠梗阻、胰腺炎，伴黄疸的提示为胆管疾病，伴便血的可能是肠套叠、肠系膜血栓形成，伴血尿的可能是输尿管结石，伴腹胀的可能为肠梗阻，伴休克的多为内脏破裂出血、胃肠道穿孔并发腹膜炎等。而如上腹痛伴发热、咳嗽等则需考虑有肺炎的可能，上腹痛伴心律失常、血压下降则亦需考虑心肌梗死等。

3. 体压　腹部的体征是检查的重点。首先应查明是全腹压痛还是局部压痛。全腹压痛表示病灶弥散，如麦氏点压痛为阑尾炎的体征。检查压痛时尚须注意有无肌紧张与反跳痛。肌紧张往往提示为炎症，而反跳痛则表示病变（通常是炎症，包括化学性炎症）涉及腹膜。须不定期注意检查有无腹块，如触及有压痛和边界模糊的腹块，多提示为炎症。无明显压痛，边界亦有较清晰的肿块，提示有肿瘤的可能性。肿瘤性的肿块质地皆较硬。肠套叠、肠扭转、闭袢性肠梗阻亦可扪及病变的肠曲，在小儿小肠中的蛔虫团、在老年人结肠中的粪便亦可能被当作"腹块"扪及。

在腹壁上看到胃型、肠型，是幽门梗阻、肠梗阻的典型体征。听到亢进的肠鸣音提示肠梗阻，而肠鸣音消失则提示肠麻痹。

下腹部和盆腔的病变，常须做直肠指诊，右侧陷窝触痛或扪及包块，提示阑尾炎或盆腔炎。直肠子宫陷凹饱满、子宫颈有举痛可能提示宫外孕破裂等。

由于腹外脏器的病变亦可引起腹痛，故心和肺的检查必不可少。体温、脉搏、呼吸、血压反映病人的生命状况，当然不可不查。腹股沟部位是疝好发之所，检查时不可忽略。锁骨上淋巴结肿大，可提示腹腔内肿瘤性疾病，体检时应加重视。

### （三）腹部手法操作

腹痛一症，病因复杂，做腹部推拿时，一定要明辨原因，不可见到腹痛就推拿，若为急腹症或宫外孕等引起的腹痛要立即请外科会诊治疗。鲁氏腹部推拿治疗腹痛时要谨守"舒缓轻柔、通络止痛"的原则，一般按以下步骤进行。

（1）掌揉法施术于全腹部 5~10 分钟。

（2）根据手下不同的手感以推拿法、揉法、点法针对病灶反复施术 6~9遍。

（3）按神阙 2~3 分钟。

（4）根据不同的病因，选择相应的腹部腧穴，力量由轻到重施术。

（5）一指推法施术于任脉 5~10 分钟。

（6）揉全腹 5~10 分钟。

（7）晃法操作 3~6 次。

（8）以收气手法结束。

## 十二、腹泻

正常人一般每日排便一次，个别人每日排便 2~3 次或每 2~3 日一次，粪便的性状正常，每日排出粪便的平均重量为 150~200 g，含水分为 60%~75%。腹泻是一种常见症状，是指排便次数明显超过平日习惯的频率，粪质稀薄，水分增加，每日排便量超过 200 g，或含未消化食物或脓血、黏液。腹泻常伴有排便急迫感、肛门不适、失禁等症状。腹泻分急性和慢性两类。急性腹泻发病急剧，病程在 2~3 周之内。慢性腹泻指病程在两个月以上或间歇期在 2~4 周内的复发性腹泻。

**（一）病因病机**

1. 病因

（1）急性腹泻：病程多不超过 3 周，其最常见原因是感染。

1）食物中毒。饮食物被金黄色葡萄球菌、蜡样芽孢杆菌、产气荚膜梭状芽孢杆菌、肉毒杆菌等毒素污染，多表现为非炎症性水泻。

2）肠道感染。

A. 病毒感染。轮状病毒、Norwalk 病毒、肠腺病毒感染时，可发生小肠非炎症性腹泻。其中轮状病毒是小儿秋季腹泻常见的病原菌。

B. 细菌感染。霍乱弧菌和产毒性大肠杆菌可致小肠非炎症性水泻。沙门菌属、志贺菌属、弯曲杆菌属、小肠结肠炎耶尔森菌、侵入性大肠杆菌、金黄色葡萄球菌、副溶血性弧菌、难辨性梭状芽孢杆菌可致结肠炎，产生脓血腹泻。

C. 寄生虫感染。梨形鞭毛虫、隐孢子虫感染可致小肠非炎症性水泻。溶组织内阿米巴侵犯结肠时引起炎症、溃疡和脓血腹泻。

D. 旅行者腹泻。是旅途中或旅行后发生的腹泻。多数为感染所致，病原体常为产毒性大肠杆菌、沙门菌、梨形鞭毛虫、溶组织内阿米巴等。

E. 药物引起的腹泻。泻药、高渗性药、拟胆碱能药、抗菌药和某些降压或抗心律失常药，在服药期内可致腹泻。

（2）慢性腹泻：慢性腹泻的病程在 2 个月以上，病因比急性的更复杂，因此诊断和治疗有时很困难，是本章讨论的重点。

1）肠道感染性疾病：①慢性阿米巴痢疾；②慢性细菌性疾病；③肠结核；④梨形鞭毛虫病、血吸虫病；⑤肠道念珠菌病。

2）肠道非感染性炎症：①炎症性肠病（克罗恩病和溃疡性结肠炎）；②放射性肠炎；③缺血性结肠炎；④憩室炎；⑤尿毒症性肠炎。

3）肿瘤：①大肠癌；②结肠腺瘤病（息肉）；③小肠恶性淋巴瘤；④胺前体摄取及脱羧细胞肿瘤；以及胃泌素瘤、类癌、肠血管活性肠肽瘤等。

4）小肠吸收不良：原发性小肠吸收不良；继发性小肠吸收不良。

（3）消化不良。

1）胰消化酶缺乏，如慢性胰腺炎、胰腺癌、胰瘘等。

2）双糖酶缺乏，如乳糖不耐受症等。

3）胆汁排出受阻和结合胆盐不足，如肝外胆管梗阻、肝内胆汁淤积、小肠细菌过度生长（盲袢综合征）等。

4）小肠吸收面积减少：①小肠切除过多（短肠综合征）；②近端小肠-结

肠吻合或瘘管等。

5）小肠浸润性疾病，如 Whipple 病、α-重链病、系统性硬化症等。

（4）运动性腹泻：肠蠕动紊乱（多数为加速）引起，如肠易激综合征、胃大部切除术后、迷走神经切断后、部分性肠梗阻、甲状腺功能亢进症、肾上腺皮质功能减退等。

（5）药源性腹泻：①泻药，如酚酞、番泻叶等；②抗生素，如林可霉素、克林霉素、新霉素等；③降压药，如利血平、胍乙啶等；④肝性脑病用药，如乳果糖、乳糖山梨醇等。

2. 病机　正常人每 24 小时有大量液体和电解质进入小肠，来自饮食的约 2 L，来自唾液腺、胃、肠、肝、胰分泌的约 7 L，总计在 9 L 以上，主要由小肠吸收，每日通过回盲瓣进入结肠的液体约 2 L，其中 90% 被结肠吸收，而随粪便排出体外的水分不到 200 mL，这是水在胃肠道分泌和吸收过程中发生动态平衡的结果。如平衡失调，每日肠道内只要增加数百毫升水分就足以引起腹泻。

（1）高渗性腹泻：在正常人，食糜经过十二指肠进入空肠后，其分解产物已被吸收或稀释，电解质已趋稳定，故空回肠内容物呈等渗状态，其渗透压主要由电解质构成。如果摄入的食物（主要是碳水化合物）或药物（主要是 2 价离子如 $Mg^{2+}$ 或 $SO_4^{2-}$）是浓缩、高渗而又难消化和吸收的，则血浆和肠腔之间的渗透压差增大，血浆中的水分很快透过肠黏膜进入肠腔，直到肠内容物被稀释成等压为止。肠腔存留的大量液体可刺激肠运动而致腹泻。

1）高渗性腹泻的病因。

A. 高渗性药物。泻药，如硫酸镁、硫酸钠；制酸药，如氧化镁、氢氧化镁；脱水剂，如甘露醇、山梨醇；降氨药，如乳果糖等。

B. 高渗性食物。主要是某些碳水化合物，由于水解酶缺乏或其他原因而不被肠黏膜吸收，形成高渗透压的肠内容物引起腹泻。常见原因是食物糖的消化酶不足，以先天性乳糖酶缺乏最常见。乳糖吸收不良在我国很普遍，健康人的发生率为 78%~88%。其中 55%~65% 的人摄入牛奶或乳制品后发生水泻、腹绞痛、腹胀和排气增多等症状，称为乳糖不耐受症。这是因为未消化的乳糖聚积，使肠内渗透压增高而吸收大量水分，引起腹泻。

2）高渗性腹泻的特点。

A. 禁食或停药后腹泻停止。

B. 肠腔内渗透压超过血浆渗透压。

C. 粪便中含有大量未经消化或吸收的食物或药物。

（2）吸收不良性腹泻：许多疾病造成弥漫性肠黏膜损伤和功能改变，可导致吸收不良性腹泻。

1）吸收不良性腹泻的原因。

A. 肠黏膜吸收功能减损。热带口炎性腹泻、成人乳糜泻等均有肠黏膜病变，可见肠绒毛变形，比正常粗短或萎缩，微绒毛杂乱或消失。成人乳糜泻在国内极少见，是一种先天性肠吸收障碍，又称麦胶性肠病，可能由于某种肠酶的缺陷以致麸质的消化不完全，产生对肠黏膜有毒的醇溶性 α-麦胶蛋白所致。

B. 肠黏膜面积减小。小肠被手术切除超过全长的 75% 或剩余肠段少于120 cm 可致短肠综合征，各种营养物质的吸收均不完全。回肠末段被切除或病损时，胆盐重吸收障碍，总量减少，可致脂肪吸收不良。

C. 细菌在小肠内过多。也属于盲袢综合征的性质，细菌分解结合胆盐，影响微胶粒形成，导致脂肪泻。

D. 肠黏膜阻性充血。常见于肝门静脉高压和右心衰竭，肠黏膜充血水肿可引起吸收不良和腹泻。

E. 先天性选择吸收障碍。以先天性氯泻最为典型，但此病罕见。

2）吸收不良性腹泻的特点：①禁食可减轻腹泻；②肠内容物由未吸收的电解质和食物成分组成，渗透压较高。

（3）分泌性腹泻：肠道分泌主要是黏膜隐窝细胞的功能，吸收则靠肠绒毛腔面上皮细胞的作用。当分泌量超过吸收能力时可致腹泻。

刺激肠黏膜分泌的因子可分为四类：①细菌的肠毒素，如霍乱弧菌、大肠杆菌、沙门菌等的毒素；②神经体液因子，如血管活性肠肽、血清素、降钙素等；③免疫炎性介质，如前列腺素、白三烯、血小板激活因子、肿瘤坏死因子、白介素等；④去污剂，如胆盐和长链脂肪酸，通过刺激阴离子分泌和增加黏膜上皮通透性而引起分泌性腹泻。各种通便药如蓖麻油、酚酞、双醋酚汀、芦荟、番泻叶等也属于此类。

肠道分泌大量电解质和水分的机理相当复杂。近年发现，肠黏膜隐窝细胞中的第二信使如环磷酸腺苷（cAMP）、环磷酸鸟苷（cGMP）、［凝血］因子Ⅳ等的增加是诱导黏膜分泌的重要环节。以霍乱弧菌和 VIP 为例，都是先与上皮细胞刷状缘上的受体结合，激活腺苷环化酶-cAMP 系统，致 cAMP 浓度增高，引起大量肠液分泌。不是所有刺激肠黏膜分泌的因子都通过 cAMP，而梭状芽孢杆菌是通过［凝血］因子Ⅳ增加而引起分泌性腹泻。

（4）渗出性腹泻：肠黏膜炎症时渗出大量黏液、脓、血，可致腹泻。渗出性腹泻的病理生理是复杂的，因为炎性渗出物可增高肠内渗透压，如肠黏膜有大面积损伤，电解质、溶质和水的吸收可发生障碍；黏膜炎症可产生前列腺素，进而刺激分泌，增加肠的动力，引起腹泻。

（5）传染性腹泻：又称菌痢或结肠炎。人小时候一旦被传染或感染，终身都带此病，一般传染原因是使用的碗筷没有经过消毒柜处理或是用别人用过的碗筷，或喝别人没喝完的汤、饭、饮料。

1）肠道炎症的病因：①原因不明的，如克罗恩病、溃疡性结肠炎；②感染性炎症，来自侵入性病原体和基细胞毒，如志贺杆菌、沙门菌属、螺杆菌、结核杆菌、阿米巴原虫、难辨性荚膜杆菌等的感染；③缺血性炎症；④放射性肠损伤；⑤脓疡形成，如憩室炎、肿瘤感染。

2）渗出性腹泻的特点：①粪便含有渗出液和血，结肠尤其是左半结肠多有肉眼可见的黏液脓性便，如有溃疡或糜烂，往往带有血液。②小肠炎时，往往无肉眼可见脓血便。③腹泻和全身症状、体征的严重程度取决于肠受损程度。

（6）运动性腹泻：许多药物、疾病和胃肠道手术可改变肠道的正常运动功能，促使肠蠕动加速，以致肠内容物过快通过肠腔，与黏膜接触时间过短，因而影响消化与吸收，发生腹泻。

1）运动性腹泻的常见病因：①药物性腹泻，如普萘洛尔（心得安）、奎尼丁可改变肠道正常的肌电控制。②神经性腹泻，如糖尿病、甲状腺功能亢进、迷走神经切除后引起的腹泻。③胃肠切除后腹泻，如胃大部分或全胃切除、回盲部切除可分别使幽门和回盲部的活瓣作用消失而致腹泻。大段小肠切除也可致腹泻。④类癌综合征。⑤部分性肠梗阻。⑥肠易激综合征。

2）运动性腹泻的特点：①粪便稀烂或水样，无渗出物；②腹泻伴有肠鸣音亢进和腹痛。

（7）饮食过多也会引起腹泻。

**（二）临床表现**

腹泻不是一种独立的疾病，而是很多疾病的一个共同表现，它同时可伴有呕吐、发热、腹痛、腹胀、黏液便、血便等症状。腹泻伴有发热、腹痛、呕吐等常提示急性感染；伴大便带血、贫血、消瘦等则需警惕肠癌；伴腹胀、食欲减退等常需警惕肝癌；伴水样便则需警惕霍乱弧菌感染。除此之外，腹泻还可直接引起脱水、营养不良等，具体表现为皮肤干燥、眼球下陷、舌干燥、皮肤有皱褶等。

**（三）腹部手法操作**

腹泻一症，腹部推拿手法一般较重，根据病因的不同，不同手法施术的时间不同，最重要的是，腹泻的腹部推拿手法移动顺序为从下到上，一般操作步骤如下。

（1）掌揉法施术于全腹部5~10分钟。

（2）以降结肠为重点反复点按6~9遍。

（3）按神阙2~3分钟。

（4）根据不同的病因，选择相应的下腹部及下肢腧穴，重点可选择天枢和上、下巨虚等穴，力量由轻到重施术。

（5）一指推法施术于任脉 5~10 分钟。

（6）揉全腹 5~10 分钟。

（7）以收气手法结束。

## 十三、便秘

便秘是排便次数明显减少，每 2~3 天或更长时间一次，无规律，粪质干硬，常伴有排便困难感的病理现象。有些正常人数天才排便一次，但无不适感，这种情况不属便秘。便秘可区分为急性与慢性两类。急性便秘由肠梗阻、肠麻痹、急性腹膜炎、脑血管意外等急性疾病引起；慢性便秘病因较复杂，一般可无明显症状。按发病部位分类，慢性便秘可分为两种：①结肠性便秘。由于结肠内、外的机械性梗阻引起的便秘称为机械性便秘。由于结肠蠕动功能减弱或丧失引起的便秘称为无力性便秘。由于肠平滑肌痉挛引起的便秘称为痉挛性便秘。②直肠性便秘。由于直肠黏膜感受器敏感性减弱导致粪块在直肠堆积，见于直肠癌、肛周疾病等。习惯性便秘多见于中老年和经产妇女。

**（一）病因病机**

1. 生活习惯不良

（1）没有养成定时排便的习惯，忽视正常的便意，排便反射受到抑制，日久引起便秘。

（2）饮食过于精细少渣，缺乏食物纤维。由于纤维缺乏令粪便体积减小，黏滞度增加，在肠内运动缓慢，水分过量被吸收而导致便秘。

（3）液体量摄入不足。

（4）肥胖，不活动，特别是因病卧床或乘坐轮椅，缺乏运动性刺激以推动粪便的运动，摄食本身不能使粪便向前推进，在必须依赖医护人员的帮助引起便意的情况下，如病人有便意时，不能提供排便的机会，排便冲动消失，就不容易排便。

2. 药物的作用　主要有含钙、铝的抗酸剂和麻醉镇痛剂、抗胆碱能药物、抗惊厥剂、抗抑郁剂、硫酸钡剂、铋剂、利尿剂、治疗帕金森病药物、神经节阻断剂、补血剂、单胺氧化酶抑制剂、砷、铝、汞、磷等金属中毒，以及肌肉麻痹剂或长期滥用泻剂。

3. 某些疾病的影响　全身衰弱性疾病；肛门疾患（痔疮、肛裂等）所引起的局部疼痛；结肠病变，如肿瘤、炎症、狭窄或憩室病等；神经性疾患，如截瘫、偏瘫、多发性硬化、脑血管或脊髓病变；精神性疾患，如焦虑或抑郁症、痴呆；内分泌疾病，如甲状腺功能减退；代谢紊乱，如高钙血症、低钾血症、利尿剂所引起的脱水、糖尿病、尿毒症等。

4. 与增龄有关的改变　唾液腺、胃肠和胰腺的消化酶分泌随着年龄的增长而减少；腹部和骨盆肌肉无力，敏感性降低；结肠肌层变薄，肠平滑肌张力减弱，肠反射降低，蠕动减慢。老年人以单纯性便秘较为常见，其发生与下列两个因素有关。

（1）肠管的张力和蠕动减弱，食物在肠内停留过久，水分被过度吸收。

（2）胃-结肠反射减弱，直肠黏膜敏感性下降，参与排便的肌肉张力低下。

**（二）临床表现**

便秘的主要表现是大便次数减少，间隔时间延长，或大便次数正常，但粪质干燥，排出困难；或粪质不干，排出不畅。可伴腹胀、腹痛、食欲减退、嗳气反胃等症。常可在左下腹扪及粪块或痉挛之肠型。

急性便秘多由肠梗阻、肠麻痹、急性腹膜炎、脑血管意外、急性心肌梗死、肛周疼痛性疾病等急性疾病引起，主要表现为原发病的临床表现。

慢性便秘多无明显症状，但神经过敏者，可主诉食欲减退、口苦、腹胀、嗳气、发作性下腹痛、排气多等胃肠症状，还可伴有头昏、头痛、易疲劳等神经官能症症状。症状的发生可能与肠蠕动功能失调有关，也可与精神因素有关。由于粪便干硬，或呈羊粪状，病人可有下腹部痉挛性疼痛、下坠感等不适感觉。有时左下腹可触及痉挛的乙状结肠。

**（三）腹部手法操作**

便秘的腹部推拿疗法操作程序与腹泻基本相同，可参照操作步骤治疗。需要提醒的是操作部位均在脐以下，手法从下向上不超过神阙-天枢的连线以上。

# 十四、胁痛

胁痛是指以一侧或两侧胁肋部疼痛为主要表现的病证，是临床上比较多见的一种自觉症状。胁，指侧胸部，为腋以下至第12肋骨部的总称。如《医宗金鉴》所言："其两侧自腋而下，至肋骨之尽处，统名曰胁。"

**（一）病因病机**

1. 病因　肝乃将军之官，性喜条达，主调畅气机。若因情志所伤，或暴怒伤肝，或抑郁忧思，皆可使肝失条达，疏泄不利，气阻络痹，可发为肝郁胁痛。正如《金匮翼·胁痛统论·肝郁胁痛》所言："肝郁胁痛者，悲哀恼怒，郁伤肝气……若气郁日久，血行不畅，瘀血渐生，阻于胁络，不通则痛，亦致瘀血胁痛。"

（1）跌仆损伤：气为血帅，气行则血行。或因跌仆外伤，或因强力负重，致使胁络受伤，瘀血停留，阻塞胁藓，亦发为胁痛。《金匮翼·胁痛统论·污血胁痛》曰："污血胁痛者，凡跌仆损伤，污血必归胁下故也。"

（2）饮食所伤：饮食不节，过食肥甘，如《景岳全书·胁痛》指出："损伤脾胃，湿热内生，郁于肝胆，肝胆失于疏泄，可发为胁痛。""以饮食劳倦而致胁痛者，此脾胃之所传也"。

（3）外感湿热：湿热之邪外袭，郁结少阳，枢机不利，肝胆经气失于疏泄，可以导致胁痛。《素问·缪刺论篇》曰："邪客于足少阳之络，令人胁痛。"

（4）劳欲久病：久病耗伤，劳欲过度，使精血亏虚，肝阴不足，血不养肝，脉络失养，拘急而痛。《景岳全书·胁痛》指出："凡房劳过度，肾虚羸弱之人，多有胸胁间隐隐作痛，此肝肾精虚。"

2. 病机 胁痛的基本病机为肝络失和，其病理变化可归结为"不通则痛"与"不荣则痛"两类。其病理性质有虚实之分，病理因素不外乎气滞、血瘀、湿热三者。其中，因肝郁气滞、瘀血停着、湿热蕴结所导致的胁痛多属实证，是为"不通则痛"；而因阴血不足、肝络失养所导致的胁痛则为虚证，属"不荣则痛"。

一般来说，胁痛初病在气，由肝郁气滞、气机不畅而致胁痛。气为血帅，气行则血行，故气滞日久，血行不畅，其病变由气滞转为血瘀，或气滞血瘀并见。气滞日久，易于化火伤阴；因饮食所伤、肝胆湿热所致之胁痛，日久亦可耗伤阴津，皆可致肝阴耗伤、脉络失养，而转为虚证或虚实夹杂证。

胁痛的病变脏腑主要在于肝胆，又与脾胃及肾有关。因肝居胁下，经脉布于两胁，胆附于肝，其脉亦循于胁，故胁痛之病，当主要责之肝胆；脾胃居于中焦，主受纳水谷，运化水湿，若因饮食所伤，脾失健运，湿热内生，郁遏肝胆，疏泄不畅，亦可发为胁痛。肝肾同源，精血互生，若因肝肾阴虚，精亏血少，肝脉失于濡养，则胁肋隐隐作痛。

胁痛病证有虚有实，而以实证多见。实证中以气滞、血瘀、湿热为主，三者又以气滞为先。虚证多属阴血亏损，肝失所养。虚实之间可以相互转化，故临床常见虚实夹杂之证。

**（二）临床表现**

临床上，胁痛以右侧胁肋部疼痛为主者，其病多与肝胆疾患相关。检测肝功能指标可以判断是否属各类肝炎，检测血清中的甲、乙、丙、丁、戊型肝炎的病毒指标，有助于肝炎的诊断和分型。B超及CT、MRI的检查结果可以作为肝硬化、肝胆结石、急慢性胆囊炎、脂肪肝等疾病的诊断依据。血生化中的血脂、血浆蛋白等指标亦可作为诊断脂肪肝、肝硬化的辅助诊断指标。检测血中甲胎蛋白、碱性磷酸酶等指标，可作为初步筛查肝内肿瘤的参考依据。

**（三）腹部手法操作**

胁痛在中医辨证上多与肝有关。所以腹部推拿治疗时与其他有所不同，在体位和治疗手法上有它自己的特点，现介绍如下。

（1）嘱病人取患侧在上的侧卧位，梳理法施术于胁部5~10分钟。

（2）点按胁肋部肝经腧穴各1~2分钟。

（3）嘱病人平卧，掌揉法施术于胃脘部5~10分钟。

（4）聚法施术于腹部6~8遍。

（5）拍法施术于双胁3~5遍。

（6）以收气手法结束。

## 十五、慢性胆囊炎

慢性胆囊炎系胆囊慢性病变，大多数合并胆囊结石，少数为非胆石性慢性胆囊炎。本病大多为慢性疾病，亦可由急性胆囊炎反复发作而来。临床上无特殊症状。

**（一）病因病机**

1. 病因　现代医学认为本病多发生在胆石症的基础上，且常为急性胆囊炎的后遗症。其病因主要是细菌感染和胆固醇代谢失常。

（1）感染性胆囊炎：是最常见的一种。胆囊病变较轻者，仅有胆囊壁增厚，重者可以显著肥厚，萎缩，囊腔缩小以致功能丧失。

（2）梗阻性胆囊炎：当胆囊管阻塞（结石等）时，胆汁潴留，胆色素被吸收，引起胆汁成分改变，刺激胆囊发生炎症。

（3）代谢性胆囊炎：由于胆固醇的代谢发生紊乱，而致胆固醇沉积于胆囊的内壁上，引起慢性炎症。

2. 病机

（1）胆囊可容胆汁30~60 mL，胆汁进入胆囊或自胆囊排出都要经过胆囊管，胆囊管长3~4 cm，直径2~3 mm，胆囊管内黏膜又形成5~7个螺旋状皱襞，使得管腔较为狭小，这样很容易使胆石、寄生虫嵌入胆囊管。嵌入后，胆囊内的胆汁就排不出来，这样多余的胆汁在胆囊内积累，长期滞留和过于浓缩，对胆囊黏膜直接刺激而引起发炎。

（2）供应胆囊营养的血管是终末动脉，当胆囊的出路阻塞时，由于胆囊黏膜仍继续分泌黏液，造成胆囊内压力不断增高使胆囊鼓胀、积水，胆囊壁的血管因此受压而缺血、坏死。当胆囊缺血时，胆囊抵抗力下降，细菌就容易生长繁殖，趁机活动起来而发生胆囊炎。

（3）由于胆囊有储藏胆汁和浓缩胆汁的功能，因此胆囊与胆汁的接触时间比其他胆管长，接触的胆汁浓度亦高，此时人的胆管内有细菌时，就会发生感染，形成胆囊炎的机会当然也就增多了。

**（二）临床表现**

临床表现多不典型，亦不明显。平时可能经常有右上腹部隐痛、腹胀、嗳气、恶心和厌食油腻食物等消化不良症状，有的病人则感右肩胛下、右季肋或右腰等处隐痛。在站立、运动及冷水浴后更为明显。病人右上腹肋缘下有轻度压痛，或压之有不适感。B超检查可见胆囊增大，排空功能障碍。口服胆囊造影剂发现有结石时，则诊断可以确定。

**（三）腹部手法操作**

慢性胆囊炎的治疗手法原则上还是以疏肝理气为主，不过掏法、揉法、点按等手法是重点手法，操作步骤如下。

（1）嘱病人平卧，掌揉法施术于胃脘部5~10分钟。

（2）点按胁肋部肝经腧穴、胆囊点各1~2分钟。

（3）掏法施术于局部3~6遍。

（4）聚法施术于腹部6~8遍。

（5）梳理法施术于胁部5~10分钟。

（6）以收气手法结束。

# 十六、脂肪肝

脂肪肝是指由于各种原因引起的肝细胞内脂肪堆积过多的病变。脂肪性肝病正严重威胁国人的健康，成为仅次于病毒性肝炎的第二大肝病，已被公认为是隐蔽性肝硬化的常见原因。脂肪肝是一种常见的临床现象，而非一种独立的疾病。其临床表现轻者无症状，重者病情凶猛。一般而言，脂肪肝属可逆性疾病，早期诊断并及时治疗常可恢复正常。正常人的肝内总脂肪量，约占肝重的5%，内含磷脂、三酰甘油、脂肪酸、胆固醇及胆固醇酯。脂肪量超过5%为轻度脂肪肝，超过10%为中度脂肪肝，超过25%为重度脂肪肝。当肝内总脂肪量超过30%时，用B超才能检查出来，被B超检查确诊为"脂肪肝"。而脂肪肝病人，总脂量可达40%~50%，有些达60%以上，主要是三酰甘油及脂肪酸，而磷脂、胆固醇及胆固醇酯只少量增加。

**（一）病因病机**

1. 病因

（1）饮酒：饮酒是引起脂肪肝的常见病因，可能是酒精对肝内三酰甘油的代谢有直接的毒性作用。健康者，每日饮酒含乙醇100~200 g，连续10~12天，不论其饮食是否含蛋白质，均可发生脂肪肝，低蛋白质只是一种加重因素。

（2）饥饿：由于血糖降低，脂肪肝组织中的脂肪酸被动员入血，使血中游离脂肪酸升高，肝内有中等度脂肪堆积。

（3）营养不良：由于蛋白质缺乏，而导致极低密度脂蛋白合成减少，这样造成肝转运三酰甘油发生障碍，脂肪在肝内堆积。

（4）肥胖：50%肥胖者有肝内脂肪浸润，这是由于脂肪组织增加，游离脂肪酸释出增多所致。肝炎后脂肪肝是由于摄食过多、运动减少，加之肝功能尚未完全恢复，极易造成脂肪在肝内存积。慢性肝炎病人由于不适当地增加营养和减少体力活动，也常伴有脂肪肝。

（5）糖尿病：约有半数糖尿病病人伴有脂肪肝，这是因为糖尿病病人葡萄糖不能利用，造成三大代谢紊乱，最终使脂肪酸在肝内存积引起脂肪肝。

（6）皮质激素：长期使用激素可使人肥胖并发生脂肪肝。

（7）四环素：可引起脂肪肝，特别是妊娠妇女，常引起与妊娠急性脂肪肝表现相似的脂肪肝，死亡率高达75%以上。

2. 病机　食物脂肪经水解酶消化后，其乳糜微粒（主要成分是三酰甘油）被小肠上皮吸收入血。入血的乳糜微粒有三条去路：一是分解后作为肌肉活动的能源；二是储存在脂肪组织作为潜在能源；三是转运至肝脏进行代谢。转运至肝脏的三酰甘油与载脂蛋白结合成极低密度脂蛋白颗粒沁入血液。如果三酰甘油产生量多，或极低密度脂蛋白量少，造成三酰甘油在肝内堆积，而形成脂肪肝。

### （二）临床表现

临床表现多样，轻度脂肪肝多无临床症状，易被忽视。据记载，约25%以上的脂肪肝病人临床上可以无症状。有的仅有疲乏感，而多数脂肪肝病人较胖，故更难发现轻微的自觉症状。因此，目前脂肪肝病人多于体检时偶然发现。中、重度脂肪肝有类似慢性肝炎的表现，可有食欲减退、疲倦乏力、恶心、呕吐、体重减轻、肝区或右上腹隐痛等。肝脏轻度肿大可有触痛，质地稍韧、边缘钝、表面光滑，少数病人可有脾大和肝掌。当肝内脂肪沉积过多时，可使肝被膜鼓胀、肝韧带牵拉，而引起右上腹剧烈疼痛或压痛、发热、白细胞增多，易被误诊为急腹症而做剖腹手术。脂肪囊泡破裂时，脂肪颗粒进入血液也可引起脑、肺血管脂肪栓塞而突然死亡。若肝细胞脂肪堆积压迫肝窦或胆小管时，肝门静脉血流及胆汁排泄受阻，出现肝门静脉高压及胆汁淤积。因急性化学物品中毒、药物中毒或急性妊娠期脂肪肝，其临床表现多呈急性或亚急性重型肝炎的表现，易与重症肝炎相混淆。此外，脂肪肝病人也常有舌炎、口角炎、皮肤瘀斑、四肢麻木、四肢感觉异常等末梢神经炎的改变。少数病人也可有消化道出血、牙龈出血、鼻衄等。重度脂肪肝病人可以有腹水和下肢水肿、电解质紊乱如低钠、低钾血症等，脂肪肝表现多样，遇有诊断困难时，可做肝活检确诊。

**（三）腹部手法操作**

尽管脂肪肝临床表现多样，但鲁氏腹部推拿对它仍有一定的疗效，在手法上一般分以下步骤。

（1）腹推法、掌揉法施术于全腹部5~10分钟。

（2）按神阙2~3分钟。

（3）根据不同的病因，选择相应的腹部腧穴，力量由轻到重施术。

（4）一指推法施术于任脉5~10分钟。

（5）揉全腹5~10分钟。

（6）以收气手法结束。

# 十七、酒精肝

过量饮酒可加重肝脏负担，使肝细胞受损变性，最终导致肝硬化，医学上称之为"酒精肝"。在欧美国家，酒精性肝硬化占全部肝硬化的50%~90%。长期酗酒者还影响脂肪代谢，可引起脂肪肝。酒精可使肝细胞变性、坏死、纤维组织增生而致肝硬化。

酒精肝是由于长期大量饮酒（嗜酒）所致的肝脏损伤性疾病。近十年来，随着人民生活水平的提高和社交圈的扩大，全球酒的消费量猛增。同时，酒精肝的发生亦显著增加。在我国由于饮酒导致酒精肝的发生率也呈明显上升趋势，已成为不容忽视的隐形杀手。

**（一）病因病机**

酒精肝的主要病因就是酗酒，因为酗酒能毒害肝脏，损害肝功能，过量饮酒可加重肝脏负担，使肝细胞受损变性，最终导致肝硬化。

**（二）临床表现**

酒精肝虽然危害性巨大，但想从症状上进行早期预防和发现有一定难度，因为酒精肝早期一般无特异性症状和体征。只有随着病情的继续发展，继而出现一些消化系统和肝病的指征。如未采取有效的措施，病情将继续恶化加重，逐渐会出现酒精性肝炎、肝纤维化，以及发生肝硬化。肝病专家提醒，虽然酒精肝发病隐蔽，但是只要细心检查也会发现蛛丝马迹。

1. 酒精肝症状表现　轻症会出现腹胀、乏力、肝区不适、厌食，还有黄疸、肝大和压痛、面色灰暗、腹水、浮肿、蜘蛛痣、发热、白细胞增多（主要原因是中性粒细胞增多）类似细菌性感染，少数有脾大等症状，血清胆红素<100 μmol/L；中、重度除上述症状外，有持续低热、腹泻、四肢麻木、手颤、性功能减退、男性有勃起功能障碍等，肝功能检查有 AST 和 ALT 中度升高、AST/ALT 比值接近3等指标。

2. 酒精肝病理变化　从整体酒精性肝病的发病而言，酒精肝只是酒精性肝病早期出现的一种疾病，或者说属于酒精性肝病的一个病理阶段，若继续发展会发生肝细胞的炎症，以及肝脏纤维化、肝细胞坏死等病理变化。这主要与酒精（乙醇和乙醛）对肝脏的直接毒理作用，以及伴有的营养不良等因素有关。乙醛（高活性化合物）干扰肝细胞功能，损害微管，使蛋白、脂肪排泌障碍而在肝细胞内蓄积，乙醇、乙醛被氧化时，产生还原型辅酶Ⅰ，阻碍肝脏释放蛋白质，抑制糖原异生作用，阻碍维生素的利用，促使和导致脂肪肝的形成；乙醇可阻碍硫胺等向活性型转变或阻碍其利用，最终加速导致肝细胞的脂肪浸润、炎症、坏死。而且酒精引起的高乳酸血症，通过刺激脯氨酸羟化酶的活性和抑制脯氨酸的氧化，可使脯氨酸增加，从而使肝内胶原形成增加，一些炎性细胞因子和乙醇、乙醛的毒性作用可使肝星状细胞、肝细胞、库普弗细胞活化，分泌一些细胞外基质，加速和促使肝硬化形成。

**（三）腹部手法操作**

本病腹部推拿治疗手法同脂肪肝。

## 十八、肝气郁结证

肝气郁结证又称肝气郁滞，是因肝的疏泄功能失常引起气机失调所致的病证。

**（一）病因病机**

1. 病因　多由精神刺激、情志抑郁或其他脏腑病证长期不愈，影响了肝的疏泄功能而致。

2. 病机　本证是肝失疏泄、气机失调所致的病证，与人的精神因素密切相关。若精神刺激，情绪不畅，气机郁滞，常表现为情志的改变，如情志抑郁，急躁易怒，喜太息等。肝经分布于两胁及少腹，肝经气滞，气机不畅，则表现为胸胁少腹胀闷或窜痛；气机不畅久郁生痰，痰随气逆上行，郁于咽部则成梅核气，积于颈部则成瘿瘤，停于腹部则为症瘕；气病及血，血行不畅，冲任失调则见乳房作胀结块、月经不调等。弦脉为肝病之主脉。

**（二）临床表现**

情志抑郁，急躁易怒，喜太息，胸胁少腹胀闷或窜痛。或自觉咽中有物吐之不出，咽之不下，俗称"梅核气"。或颈部瘿瘤，腹部症瘕。妇女乳房作胀结块，月经不调，痛经，闭经，脉弦。

**（三）腹部手法操作**

肝气郁结的腹部推拿步骤与胁痛相通，不过对于本证，胁肋部操作为双侧，以疏肝理气、通络止痛为主要原则。

## 十九、胃肠胀气

胃肠胀气是由于多种原因引起的胃肠道不通畅或梗阻胃肠道的气体不能随胃肠蠕动排出体外而积聚于胃肠道内，称胃肠胀气。

**（一）病因病机**

（1）胃肠疾病引起胃肠胀气的胃部疾病：急性胃炎、慢性胃炎、胃下垂、急性胃扩张、幽门梗阻、胃溃疡、胃癌等；肠道疾病：细菌性痢疾、阿米巴痢疾、肠结核、急性出血性坏死性肠炎等；完全性或不完全性肠梗阻；肠系膜上动脉综合征；肠道寄生虫病；胃肠神经官能症：吞气症、肝脾曲综合征、结肠过敏等。

（2）肝、胆、胰腺疾病引起胃肠胀气的肝脏疾病：急性或慢性肝炎、肝硬化、原发性肝癌等；胆管疾病：慢性胆囊炎、胆结石等；胰腺疾病，包括急性或慢性胰腺炎。

（3）腹膜疾病：急性腹膜炎、结核性腹膜炎、腹膜癌等病。

（4）心血管疾病：充血性心力衰竭、心绞痛、心律失常、肠系膜血管栓塞、血栓形成、肠系膜动脉硬化症等。

（5）急性感染性疾病：各种严重的感染引起的毒血症、败血症、中毒性肺炎、肠伤寒等。

（6）其他疾病：支气管哮喘、肺气肿、低钾血症、脊髓病变、药物反应、结缔组织病、黏液性水肿、营养不良，以及外科手术后等。

**（二）腹部手法操作**

胃肠胀气从中医方面来说多为气滞，故腹部推拿多以理气为主，手法上常选用推、揉、点、按、掏等，步骤如下。

（1）嘱病人平卧，推法、掌揉法施术于胃脘部5~10分钟。

（2）点按胁肋部肝经腧穴、腹部腧穴各1分钟。

（3）掏法施术于局部3~6遍。

（4）聚法施术于腹部6~8遍。

（5）梳理法施术于胁部5~10分钟。

（6）以收气手法结束。

## 二十、脾虚证

泛指因脾气虚损引起的一系列脾生理功能失常的病理现象及病证。包括脾气虚、脾阳虚、中气下陷、脾不统血等证型。多因饮食失调、劳逸失度，或久病体虚所引起。脾有运化食物中的营养物质和输布水液及统摄血液等作用。脾虚则运化失常，并可出现营养障碍，水液失于布散而生湿酿痰，或发生失血等症。

**（一）病因病机**

脾虚是因素体脾虚或饮食不节、情志因素、劳逸失调等原因引起脾的功能虚衰、不足的病症。脾对食物的消化和吸收起着十分重要的作用，因此几乎所有的胃肠道疾病都可出现脾虚。

**（二）临床表现**

精神疲倦、少气懒言、疲乏无力、食后困倦、食欲减退。

**（三）腹部手法操作**

脾虚是脾的功能虚衰、不足引起的病症，在治疗上以健脾益气为主，具体步骤如下。

（1）嘱病人左侧卧位，梳理法施术于胁部 5~10 分钟。

（2）点按神阙穴 1~2 分钟，并配合呼吸。

（3）掏法施术于胃脘部 3~6 遍。

（4）拍法施术于局部 3~6 遍。

（5）点按脾俞、胃俞、中脘、梁门、足三里等穴各 1~2 分钟。

（6）以收气手法结束。

# 二十一、肾虚证

肾虚主要是四方面，肾阴虚、肾阳虚、肾精亏虚和肾气虚。

传统医学所讲的"肾虚"概念中的"肾"，不仅指解剖学上的肾脏，而且是一个生理作用相当广泛，与人体生殖、生长发育、消化、内分泌代谢等都有直接或间接关系的重要脏器。"肾虚"是一个宽泛的概念，它包括泌尿系统、生殖系统、内分泌代谢系统、神经精神系统及消化、血液、呼吸等诸多系统的相关疾病。

**（一）病因病机**

肾虚的病因是多方面的，许多因素都可以导致肾虚。

1. 先天不足　肾为先天之本，藏有先天之精，父母精血不足，多导致子女肾虚。

2. 情志失调　情志活动（精神状态）必须以内脏精气化为物质基础，所以祖国医学很重视"七情"（喜、怒、忧、思、悲、恐、惊）调和，七情失调、喜怒无常、情志过激、悲伤过度等是造成肾虚的主要因素之一。

3. 房劳过度　房事不节，房劳过度则耗伤肾精，肾精流失过多，元阳亏损而导致肾虚。

4. 久病伤肾　久病不愈，失于调养，损耗精气而导致肾虚，中医有"久病及肾"之说。

5. 年老体衰　男女自幼年开始, 肾逐年充盛, 至壮年则达极盛, 而到了老年则因肾气衰退呈现衰老。

**(二) 临床表现**

肾虚的症状很多, 概括如下。

(1) 肾虚的症状在脑力方面的表现: 记忆力下降, 注意力不集中, 精力不足, 工作效率降低。

(2) 肾虚的症状在情志方面的表现: 情绪不佳, 常难以自控, 头晕, 易怒, 烦躁, 焦虑, 抑郁等。

(3) 肾虚的症状在意志方面的表现: 信心不足, 缺乏自信, 工作没热情, 生活没激情, 没有目标和方向。

(4) 肾虚的症状在性功能方面的表现: 性功能减退。男子性欲减退, 阳痿或阳物举而不坚, 遗精、滑精、早泄, 显微镜检查可见精子减少或精子活动力减低, 不育。女子子宫发育不良, 如幼稚子宫, 月经不调, 性欲减退, 不孕等。

(5) 肾虚的症状在泌尿方面的表现: 尿频, 尿等待, 小便清长等症状。

(6) 肾虚的症状在早衰方面的表现: ①健忘失眠, 食欲减退, 骨骼与关节疼痛, 腰膝酸软, 不耐疲劳, 乏力, 视力减退, 听力衰减。② 脱发白发。头发脱落或须发早白, 牙齿松动易落等。③容颜早衰。眼袋、眼周色素沉着, 肤色晦暗无光泽, 肤质粗糙、干燥, 出现皱纹、色斑、中年暗疮, 肌肤缺乏弹性; 嗓音逐渐粗哑, 女性乳房开始下垂, 腰、腹脂肪堆积; 男性型脱发等。

**(三) 腹部手法操作**

肾虚证在各个年龄阶段都可出现, 在手法上应该遵循的原则是: 以补为主。操作步骤比较简单, 可分为下面几步。

(1) 嘱病人平卧, 推法、掌揉法施术于全腹部 5~10 分钟。

(2) 点按神阙、关元、中极、足三里、太溪等穴各 1 分钟。

(3) 一指推法施术于任脉 3~6 遍。

(4) 按五心操作 3~6 遍。

(5) 以收气手法结束。

## 二十二、尿潴留

膀胱内积有大量尿液而不能排出, 称为尿潴留。

**(一) 病因病机**

尿潴留的病因分三类: ①尿道狭窄、梗阻。尿道炎症水肿或结石、尿道狭窄、外伤、前列腺增生或肿瘤、急性前列腺炎或脓肿、膀胱肿瘤等阻塞尿道。②膀胱疾病或功能障碍。膀胱结石、瘢痕、肿瘤、膀胱颈肥厚等使尿道变窄或梗阻。③神经因素。各种原因所致的中枢神经疾患，以及糖尿病等所致的自主神经损害。

**（二）临床表现**

如尿液完全潴留膀胱，称为完全性尿潴留。如排尿后仍有残留尿液，称为不完全性尿潴留。急性发作者称为急性尿潴留，急性尿潴留时膀胱胀痛，尿液不能排出；缓慢发生者称为慢性尿潴留，此时常无疼痛，经常有少量持续排尿，又称假性尿失禁。

**（三）腹部手法操作**

腹部推拿治疗手法同肾虚证。

## 二十三、肥胖症

肥胖症又名肥胖病。当前肥胖已经成为全世界的公共卫生问题，国际肥胖特别工作组（TOTF）指出，肥胖将成为新世纪威胁人类健康和生活满意度的最大杀手。不能否认的是，肥胖已经成为一种疾病，并且一直严重威胁我们的健康。那么到底什么是肥胖症？肥胖症是一种社会性慢性疾病。机体内热量的摄入量高于消耗，造成体内脂肪堆积过多，导致体重超标、体态臃肿，实际测量体重超过标准体重20%以上，并且脂肪百分比（F%）超过30%称为肥胖。通俗讲肥胖就是体内脂肪堆积过多。

**（一）病因病机**

绝大多数是由于摄入的热能超过了消耗的热能，超出部分的热能以脂肪的形式储存于皮下及内脏器官的周围，这种肥胖是渐进性的，在中年人，尤其是中年妇女表现明显。由于中年人生活方式的改变，活动减少，若不注意饮食，热能摄入稍多于消耗，久而久之就会有脂肪堆积而发生肥胖。看电视时间过长，活动量减少，也是造成肥胖的原因之一。此外，遗传和内分泌疾病（甲状腺疾病、垂体疾病、肾上腺皮质功能亢进、男性生殖腺功能低下及糖尿病等）及其他原因也可引起肥胖，这些情况下常表现有神经系统、内分泌系统的症状，防治时要积极治疗原发病。

**（二）临床表现**

肥胖症的病理改变是以脂肪细胞增生、肥大及体内脂肪堆积为特点。临床上以体重增加为其主要表现。本病可见于任何年龄组，但多见于中年以上，尤以女性为多，60~70岁以上者较少见。男性病人脂肪分布以颈及躯干部为主，四肢较少，女性以腹部、四肢和臀部为主。轻度肥胖者无症状，或仅有少动、欲睡、易疲乏、胃纳亢进、腹胀便秘等症状。女性病人出现月经量少，男性则性功能减退、阳痿等。中、重度者由于脂肪堆积，体重过重，活动时耗氧量增加，对心肺造成影响，易出现心慌、气促，甚至心肺功能不全；查体时可见肝大（因脂肪肝引起），空腹及餐后胰岛素分泌量及血浆浓度升高，糖耐量试验降低，总脂、胆固醇、三酰甘油及游离脂肪酸常升高，呈高脂蛋白血症；血浆氨基酸及葡萄糖升高，甲状腺功能正常，基础代谢率低，血中皮质醇及24小时尿17-羟类固醇可升高。

**（三）腹部手法操作**

对于肥胖症病人来说，大多脂肪层较厚，在鲁氏腹部推拿治疗中，一般手法较重，操作上可分为以下步骤。

（1）嘱病人平卧，推法、掌揉法施术于胃脘部5~10分钟。

（2）点按腹部腧穴各1分钟。

（3）揉法、点法、掬法施术于肥胖部位3~6遍。

（4）推拿全腹6~8遍。

（5）以收气手法结束。

# 二十四、失眠症

失眠又称入睡和维持睡眠障碍，祖国医学又称其为"不寐""不得眠""不得卧"或"目不瞑"，是以经常不能获得正常睡眠为特征的一种病证，为各种原因引起入睡困难、睡眠深度或频度过短（浅睡性失眠）、早醒及睡眠时间不足或质量差等。临床以不易入睡、睡后易醒、醒后不能再寐、时寐时醒，或彻夜不寐为其症候特点，并常伴有日间精神不振，反应迟钝，体倦乏力，甚则心烦懊恼，严重影响身心健康及工作、学习和生活。历代医家认为失眠的病因病机以七情内伤为主要病因，其涉及的脏腑不外心、脾、肝、胆、肾，其病机总属营卫失和，阴阳失调为病之本，或阴虚不能纳阳，或阳盛不得入阴。正如《灵枢·大惑论》篇所云："卫气不得入于阴，常留于阳。留于阳则阳气满，阳气满则阳跷盛；不得入于阴则阴气虚，故目不瞑矣。"《灵枢·邪客》篇指出："今厥气客于五藏六府，则卫气独卫其外，行于阳，不得入于阴。行于阳则阳气盛，阳气盛则阳跷陷，不得入于阴，阴虚，故目不瞑。"可见，阴阳失和是失眠的关键所在。

**（一）病因病机**

1. 病因

（1）饮食不节：暴饮暴食，宿食停滞，脾胃受损，痰热中阻，痰热上扰，胃气失和，阳气浮越于外，不得安寐。

（2）情志失调：喜怒忧思悲恐惊，脏腑功能失调；情志不遂，肝气郁结化火，扰动心神，心神不安；五志过极，心火炽盛，扰动心神而不寐；喜笑无度，过于激动，心神涣散，神魂不安；暴受惊恐，心虚胆怯，神魂不安；思虑太过，损伤心脾，心伤则心血暗耗，神不守舍，脾伤无以化生精微，营血亏虚，心神失养。

现代医学认为易患因素的个体是因长期学习负担过重、工作忙乱、内心冲突、过度紧张易得神经衰弱，易患因素是指遗传因素与后天环境影响形成的个体生理和心理特征。据临床观察，多数神经衰弱者的性格，或为胆怯、自卑、多疑、敏感、依赖性强、缺乏自信；或为主观、任性、急躁、好强、自制力差等。

（3）劳逸失调：劳倦太过伤脾，过逸少动，脾虚气弱，运化失职，气血不足，不能上奉于心，心神失养；思虑过度，损伤心脾，心虚则阴血暗耗，神不守舍，心神不安，思虑伤脾，运化失健，生化乏源，营血亏虚，心神失养。

（4）病后体虚：久病血虚，年迈血少，产后失血，心血不足，心失所养，心神不安；年迈体虚，阴阳亏虚而致不寐；素体阴虚，房劳过度，肾阴耗伤，不能上奉于心，心肾不交，心火独亢，扰动心神，心神不安。

老年人由于中枢神经系统老化，睡眠结构也随之改变，一般表现为深睡眠期明显减少，夜间觉醒次数增多，入睡时间延长，常感睡眠不够，白天有疲乏感，伴有短暂小寐。由于睡眠时间减少，常很早上床，因而更加早醒，这种失眠称为相对性失眠。

现代医学认为，引起失眠的原因可有躯体因素：疼痛、瘙痒、咳嗽、喘息、夜尿、吐泻等。环境因素：生活习惯的改变，更换住所，声音嘈杂和光线刺激等。生物药剂因素：咖啡、浓茶、中枢兴奋药物等。也可由其他神经精神疾病所引起。但最常见为精神紧张、焦虑恐惧、担心失眠等所致，又称为原发性失眠症。此外，如白天生活的影响，个人性格特征，自幼不良睡眠习惯，以及遗传因素等都可成为引起持续失眠的原因。

2. 病机

（1）病机：情志所伤，饮食失节，劳逸失调，久病体虚，脏腑机能紊乱，气血失和，阴阳失调，阴虚不能纳阳，或阳虚不得入于阴。

人之寤寐，由心神控制，而营卫阴阳的正常运作是保证心神调解寤寐的基础。故各种因素导致心神不安，神不守舍，不能由动转静，皆可导致不寐。

（2）病位：心与肝（胆）、脾（胃）、肾密切相关。

病位在心——心主神明，神安则寐，神不安则不寐。

脾胃——为后天之本，气血生化之源，脾胃健则水谷之精微充，气血充足，神得所养；脾胃虚弱，运化失职，则气血不足，神失所养，心神不安；暴饮暴食，食积胃脘，胃气不和，也致不寐。

肝胆——肝郁化火，心神被扰，或心虚胆怯，神魂不安，均可致不寐。

肾——肾阴亏虚，水火不济，心肾不交，君相火旺，心神不安则不寐。

（3）病理：

实证——火（肝火、心火）、痰（痰热）、食（饮食积滞，胃气不和）。

虚证——血虚→心失所养，临床虚多实少。

本虚标实——阴虚火旺（心肾不交，君相火旺）→虚火扰心→暴受惊恐→心虚胆怯→心神不安。

**（二）临床表现**

（1）入睡困难。

（2）不能熟睡，睡眠时间减少。

（3）早醒、醒后无法再入睡。

（4）频频从噩梦中惊醒，自感整夜都在做噩梦。

（5）睡过之后精力没有恢复。

（6）发病时间可长可短，短者数天可好转，长者持续数日难以恢复。

（7）容易被惊醒，有的对声音敏感，有的对灯光敏感。

（8）很多失眠的人喜欢胡思乱想。

（9）长时间的失眠会导致神经衰弱和抑郁症，而神经衰弱病人的病症又会加重失眠。

失眠会引起人的疲劳感、不安、全身不适、无精打采、反应迟缓、头痛、注意力不集中，它的最大影响是精神方面的，严重一点会导致精神分裂、抑郁症、焦虑症、自主神经功能紊乱等功能性疾病，以及各个系统疾病，如心血管系统、消化系统等疾病。

**（三）腹部手法操作**

失眠对于大多数人来说非常痛苦，在本病的推拿治疗中，除腹部推拿外，还须配合头面部操作效果才会比较理想，具体步骤如下。

（1）头面部操作10～20分钟，手法轻柔舒缓，包括抹法、一指禅法、点法、指尖叩法、拿五经等。

（2）嘱病人平卧，梳理法施术于胁部5～10分钟。

（3）点按神阙穴1～2分钟，并配合呼吸。

（4）点按脾俞、胃俞、中脘、梁门、足三里等穴各1～2分钟。

（5）掌揉法施术于全腹5～10分钟。

（6）以收气手法结束。

# 第二节　妇科病种

## 一、月经不调

月经不调为妇科常见病，表现为月经周期或出血量的异常，或是月经前、经期时的腹痛及全身症状。病因可能是器质性病变或是功能失常。许多全身性疾病如血液病、原发性高血压病、肝病、内分泌病、流产、宫外孕、葡萄胎、生殖道感染、肿瘤（如卵巢肿瘤、子宫肌瘤）等均可引起月经不调。

**（一）病因病机**

引起月经不调的原因有两大类。

1. 神经内分泌功能失调引起　主要是下丘脑-垂体-卵巢轴的功能不稳定或是有缺陷，即月经病。

2. 器质性病变或药物等引起　包括生殖器官局部的炎症、肿瘤及发育异常、营养不良；颅内疾患；其他内分泌功能失调如甲状腺、肾上腺皮质功能异常、糖尿病、席汉氏综合征等；肝脏疾患；血液疾患等。使用治疗精神病的药物、内分泌制剂或采取宫内节育器避孕者均可能发生月经不调。某些职业如长跑运动员容易出现闭经。此外，某些妊娠期异常出血也往往被误认为是月经不调。

临床上诊断神经内分泌功能失调性的月经病，必须要排除上述的各种器质性原因。

**（二）临床表现**

表现为月经周期或出血量的紊乱有以下几种情况：①不规则子宫出血。包括月经过多或持续时间过长。常见于子宫肌瘤、子宫内膜息肉、子宫内膜增殖症、子宫内膜异位症等；月经过少，经量及经期均少；月经频发即月经间隔少于25天；月经周期延长即月经间隔长于35天；不规则出血，可由各种原因引起，出血全无规律性。以上几种情况可由局部原因、内分泌原因或全身性疾病引起。②功能性子宫出血。指内外生殖器无明显器质性病变，而由内分泌调节系统失调所引起的子宫异常出血，是月经失调中最常见的一种，常见于青春期及更年期，分为排卵性和无排卵性两类，约85%病例属无排卵性出血。③绝经后阴道出血。指月经停止6个月后的出血，常由恶性肿瘤、炎症等引起。④闭经。指从未来过月经或月经周期已建立后又停止3个周期以上，前者为原发性闭经，后者为继发性闭经。

月经不调的表现或并发其他症状有以下几种情况：①痛经。月经期间合并下腹部严重疼痛，影响工作和日常生活，分原发性和继发性两种。②经前期综合征。少数妇女在月经前出现的一系列异常征象，如精神紧张、情绪不稳定、注意力不集中、烦躁易怒、抑郁、失眠、头痛、乳房胀痛等，多由于性激素代谢失调和精神因素引起。治疗以适当休息为主，必要时可用镇静及利尿剂，也可用孕激素、雄激素、溴隐亭等抗雌激素类药物治疗。③多囊卵巢综合征。原因不明。表现为月经稀发或闭经、不孕，以及多毛和肥胖等症状，双卵巢呈多囊性增大，可用激素手术治疗。④围绝经期综合征。指部分妇女在绝经期前后出现性激素波动或减少所致的一系列躯体及精神心理症状，分为自然绝经和人工绝经，如性功能减退、阵发性出血。

**（三）腹部手法操作**

对于本病，施术最重要的部位是小腹部，手法以理气为主，步骤如下。

（1）一般先以全掌揉法及推拿法施术于小腹各 5 分钟。

（2）一指禅法施术于任脉 5~10 分钟。

（3）按神阙 2~3 分钟。

（4）点按中极、关元、三阴交等穴各 1~2 分钟。

（5）揉小腹 5~10 分钟。

（6）擦八髎 3~5 分钟。

（7）推三阴经下肢段 6~8 遍。

（8）以收气手法结束。

## 二、痛经

痛经，是指经期前后或行经期间，出现下腹部痉挛性疼痛，并有全身不适，严重影响日常生活的病症，分原发性和继发性两种。经过详细的妇科临床检查未能发现盆腔器官有明显异常者，称原发性痛经，也称功能性痛经。继发性痛经则指生殖器官有明显病变者，如子宫内膜异位症、盆腔炎、肿瘤等。

**（一）病因病机**

引起痛经的因素很多，常见的有以下几种。

1. 子宫颈管狭窄 主要是月经外流受阻，引起痛经。

2. 子宫发育不良 子宫发育不佳容易合并血液供应异常，造成子宫缺血、缺氧而引起痛经。

3. 子宫位置异常 若妇女子宫位置极度后屈或前屈，可影响经血通畅而致痛经。

4. 精神、神经因素 部分妇女对疼痛过分敏感。

5. 遗传因素 女儿发生痛经与母亲痛经有一定的关系。

6. 内分泌因素 月经期腹痛与黄体期孕酮升高有关。

7. 子宫内膜及月经血中前列腺素（PG）含量升高 前列腺素 $E_2$（$PGE_2$）又作用于子宫肌纤维使之收缩引起痛经。痛经病人子宫内膜组织中前列腺素含量较正常妇女明显升高。

8. 子宫的过度收缩 虽然痛经病人子宫收缩压力与正常妇女基本相同（正常者压力约为 4.9 kPa），但子宫收缩持续时间较长，且往往不易完全放松，故发生因子宫过度收缩所致的痛经。

9. 子宫不正常收缩 痛经病人常有子宫不正常收缩，因此往往导致子宫平滑肌缺血，子宫肌肉的缺血又可引起子宫肌肉的痉挛性收缩，从而产生疼痛而出现痛经。

10. 妇科病 如子宫内膜异位症、盆腔炎、子宫腺肌症、子宫肌瘤等；子宫内放置节育器（俗称节育环）也易引起痛经。

11. 经期护理不当：少女初潮、心理压力大，久坐导致气血循环变差、经血运行不畅，以及爱喝冷饮和吃生冷食物会造成痛经；经期剧烈运动或衣着过少而受凉，导致气血凝滞，也易引发痛经。

12. 空气不好 受某些工业或化学性质气味刺激，比如汽油、香蕉水等造成痛经。

**（二）临床表现**

痛经是妇科常见病和多发病，病因多，病机复杂，反复性大，治疗棘手，尤其是未婚女青年及月经初期少女更为普遍，表现为妇女经期或行经前后，周期性发生下腹部胀痛、冷痛、灼痛、刺痛、隐痛、坠痛、绞痛、痉挛性疼痛、撕裂性疼痛，疼痛延至腰骶背部，甚至涉及大腿及足部，常伴有全身症状如乳房胀痛、肛门坠胀、胸闷烦躁、悲伤易怒、心惊失眠、头痛头晕、恶心呕吐、胃痛腹泻、倦怠乏力、面色苍白、四肢冰凉、冷汗淋漓、虚脱昏厥等。其发病率之高、范围之广、周期之近、痛苦之大，严重影响了广大妇女的工作和学习，降低了生活的质量。

**（三）腹部手法操作**

本病腹部推拿治疗手法同月经不调，不过力度比较轻柔和缓，一般以月经来前1周至结束为1个疗程。

## 三、慢性盆腔炎

慢性盆腔炎是指女性内生殖器及其周围结缔组织、盆腔腹膜的慢性炎症。其主要临床表现为月经紊乱、白带增多、腰腹疼痛及不孕等，如已形成慢性附件炎，则可触及肿块。

**（一）病因病机**

1. 产后或流产后感染 病人产后或小产后体质虚弱，子宫口经过扩张尚未很好地关闭，此时阴道、子宫颈中存在的细菌有可能上行感染盆腔；如果宫腔内尚有胎盘、胎膜残留，则感染的机会更大。

2. 妇科手术后感染 行人工流产术、放环或取环手术、输卵管通液术、输卵管造影术、子宫内膜息肉摘除术或黏膜下子宫肌瘤摘除术时，如果消毒不严格或原有生殖系统慢性炎症，即有可能引起术后感染。也有的病人手术后不注意个人卫生，或术后不遵守医嘱，有性生活，同样可以使细菌上行感染，引起盆腔炎。

3. 月经期不注意卫生　月经期间子宫内膜剥脱，子宫腔内血窦开放，并有凝血块存在，这是细菌滋生的良好条件。如果在月经期间不注意卫生，使用卫生标准不合格的卫生巾或卫生纸，或有性生活，就会给细菌提供逆行感染的机会，导致盆腔炎。

4. 邻近器官的炎症蔓延　最常见的是发生阑尾炎、腹膜炎时，由于它们与女性内生殖器官毗邻，炎症可以通过直接蔓延，引起女性盆腔炎症。患慢性宫颈炎时，炎症也能够通过淋巴循环，引起盆腔结缔组织炎。

**（二）临床表现**

（1）全身症状多不明显，有时可有低热，易感疲劳。病程时间较长，部分病人可有神经衰弱症状。

（2）慢性炎症形成的瘢痕粘连及盆腔充血，可引起下腹部坠胀、疼痛及腰骶部酸痛，常在劳累、性交、月经前后加剧。

（3）盆腔淤血时，病人可有月经增多，卵巢功能损害可有月经不调，输卵管粘连阻塞时可致不孕。因为精子与卵子的结合是一个很复杂的过程，精子到达子宫内需要过关斩将，层层筛选，不论哪一个环节出了问题，都会起到阻碍的作用，如果出现着床位置错误，还会导致宫外孕。慢性盆腔炎的疗程比较长，因此治疗起来要比急性盆腔炎更复杂，通常采用中药综合疗法进行治疗。中药综合疗法包括中药口服、中药静脉滴注、中药灌肠、针灸治疗、腹部穴位外敷药袋、阴道纳药、熏洗等，另外，还可以配合中药的热敷和离子导入。

**（三）腹部手法操作**

本病腹部推拿治疗手法及步骤与月经不调基本相同，不同之处在于点按中极穴的时间及次数可以适当增加；在收气手法中需加推长强、督脉各3~6次。

## 四、闭经

闭经是指从未有过月经或月经周期已建立后又停止的现象。年过16岁，第二性征已经发育尚未来经者或者年龄超过14岁第二性征没有发育者称原发性闭经，月经已来潮又停止6个月或3个周期以上者称继发性闭经。

**（一）病因病机**

1. 疾病　消耗性疾病，如重度肺结核、严重贫血、营养不良等；特有的内分泌疾病，如肥胖生殖无能性营养不良病等；体内一些内分泌紊乱的影响，如肾上腺、甲状腺、胰腺等功能紊乱。这些原因都可能导致不来月经。但是这几种情况引起的闭经，只要疾病治好了，月经也就自然来潮。

2. 生殖道下段闭锁　如子宫颈、阴道、处女膜、阴唇等处，有一部分先天性闭锁，或后天损伤造成粘连性闭锁，虽然有月经，但经血不能外流。这种情况称为隐性或假性闭经。生殖道下段闭锁，经过医生治疗，是完全可以治愈的。

3. 生殖器官不健全或发育不良　有的人先天性无卵巢，或卵巢发育不良，或卵巢损坏，不能产生雌激素和孕激素，因此子宫内膜不能发生周期性的变化，也就不会出现子宫内膜脱落，所以也就没有月经来潮。也有的先天性无子宫，或子宫内膜发育不良，或子宫内膜损伤，即使卵巢功能健全，雌激素和孕激素的分泌正常，也不会来月经。

4. 结核性子宫内膜炎　这是由于结核菌侵入子宫内膜，使子宫内膜发炎，并受到不同程度的破坏，最后出现瘢痕组织，而造成闭经。因此，得了结核性子宫内膜炎，应该及时治疗，不可延误。

5. 脑垂体或下丘脑功能不正常　脑垂体能分泌促性腺激素，促性腺激素有调节卵巢功能和维持月经的作用。如果脑垂体功能失调，就会影响促性腺激素的分泌，进而影响卵巢的功能，卵巢功能不正常就会引起闭经。另外，下丘脑功能不正常也会引起闭经。引起下丘脑功能失调的原因很多，如精神刺激、悲伤忧虑、恐惧不安、紧张劳累，以及环境改变、寒冷刺激等。由下丘脑引起的闭经比较多见。

**（二）临床表现**

已年满 18 周岁月经尚未来潮，或月经已来潮又连续 6 个月未行经，或伴有头痛、视力障碍、恶心、呕吐、周期性腹痛，或有多毛、肥胖、溢乳等。

**（三）腹部手法操作**

治疗步骤及手法同月经不调。

# 五、子宫脱垂

子宫从正常位置沿阴道下降，子宫口达坐骨棘水平以下，甚至子宫全部脱出于阴道口以外，称为子宫脱垂。子宫脱垂常合并有阴道前壁和后壁膨出。

**（一）病因病机**

分娩造成宫颈、子宫主韧带与子宫骶韧带的损伤及分娩后支持组织未能恢复正常为主要原因。济南市 2 504 例子宫脱垂病人中，1～3 产发生者占58.21%。

此外，产褥期产妇多喜仰卧，且易并发慢性尿潴留，子宫易成后位。子宫轴与阴道轴方向一致，遇腹压增加时，子宫即沿阴道方向下降而发生脱垂。

产后习惯蹲式劳动（如洗尿布、洗菜等），都可使腹压增加，促使子宫脱垂。

未产妇发生子宫脱垂者，系因生殖器官支持组织发育不良所致。

**（二）临床表现**

子宫脱垂为子宫沿阴道向下移位，根据脱垂的程度可分为 3 度。

1. Ⅰ度　子宫体下降，子宫口位于坐骨棘和阴道口之间，阴道检查时，子宫口在距阴道口 4 cm 以内。

2. Ⅱ度　指子宫颈已脱出阴道口之外，而子宫体或部分子宫体仍在阴道内。但因包括范围过大，轻者仅子宫颈脱出阴道口外，重者可因子宫颈延长，以致延长的子宫颈及阴道壁全部脱出阴道口外。

Ⅱ度子宫脱垂又分轻、重两型。

（1）轻Ⅱ度：子宫颈及部分阴道前壁翻脱出阴道口外。

（2）重Ⅱ度：子宫颈与部分子宫体及阴道前壁大部分或全部均翻脱出阴道口外。

3. Ⅲ度　指整个子宫体与子宫颈，以及全部阴道前壁及部分阴道后壁均翻脱出阴道口外。

**（三）腹部手法操作**

子宫脱垂的手法治疗原则上，所有手法不能过脐，均在脐下操作，操作步骤如下。

（1）一般先以全掌揉法及推拿法施术于小腹各 5 分钟。

（2）一指禅法施术于腹部任脉 5~10 分钟。

（3）按神阙 2~3 分钟。

（4）扒中极穴 3~6 次，方向向上指向脐中。

（5）点按关元、气海、提托、足三里等穴各 1~2 分钟。

（6）擦八髎 3~5 分钟。

（7）以收气手法结束。

# 六、围绝经期综合征

围绝经期综合征是由雌激素水平下降而引起的一系列症状。围绝经期妇女由于卵巢功能减退，垂体功能亢进，分泌过多的促性腺激素，引起自主神经功能紊乱，从而出现一系列程度不同的症状，如月经变化、面色潮红、心悸、失眠、乏力、抑郁、多虑、情绪不稳定、易激动、注意力难以集中等，称为"围绝经期综合征"。

**（一）病因病机**

一般认为，卵巢功能衰退是引起围绝经期代谢变化和临床症状的主要因素。妇女进入围绝经期以后，卵巢功能开始衰退，卵泡分泌雌激素和孕激素的功能降低，以至下丘脑-垂体-卵巢轴活动改变，FSH、LH 分泌量有代偿性增加。近年来发现，围绝经期妇女血浆中下丘脑分泌的 GnRH 水平升高，随之

FSH、LH 分泌亦升高，可能是因卵巢雌激素分泌减少，对下丘脑-垂体的反馈抑制作用降低。围绝经期妇女的内分泌平衡状态发生变化，导致自主神经系统中枢的功能失调，因而产生不同程度的自主神经系统功能紊乱的临床症状。症状的出现与雌激素分泌减少的速度和程度有关，即雌激素减少越迅速，围绝经期症状就越严重。当雌激素减少到不能刺激子宫内膜时，月经即停止来潮，第二性征逐渐退化，生殖器官慢慢萎缩，其他与雌激素代谢有关的组织，同样出现萎缩现象。

**（二）临床表现**

并不是所有妇女在围绝经期都会出现本症，只有 10%～30% 妇女主诉有症状而需要治疗。一般绝经早、雌激素减退快（如手术切除卵巢），以及平时精神状态不够稳定的，较易出现症状，且程度往往较重。

1. 心血管症状　阵发性潮红及潮热，即突然感到胸部、颈部及面部发热，同时上述部位皮肤呈片状发红，然后出汗、畏寒，有时可扩散到脊背及全身，历时数秒到数分钟。发作次数不定，每天数次至数十次，时热时冷，影响情绪、工作及睡眠，常使病人感到十分痛苦。潮红的原因说法不一，有认为是持续性雌激素低水平使血管扩张所致。血管突然扩张使皮肤血流加速而发生潮红。围绝经期妇女亦可出现短暂性高血压，以收缩压升高为主且波动较明显，有时伴心悸、胸闷、气短、眩晕等症状，这些变化主要是由于血管舒缩功能失调所致。

2. 精神、神经症状　围绝经期妇女往往有忧虑、抑郁、易激动、失眠、好哭、记忆力减退、思想不集中等症状，有时喜怒无常，类似精神病发作。一般在围绝经期发生这些症状的妇女与过去精神状态不稳定有关。

3. 月经及生殖器官改变　绝经前月经周期开始紊乱，经期延长、经血量增多甚至血崩，有些妇女可有周期延长、经血量逐渐减少，以后月经停止；也有少数妇女骤然月经停止，性器官和第二性征由于雌激素的减少而逐渐萎缩。

4. 骨及关节症状　围绝经期妇女往往有关节痛的表现，一般多累及膝关节。由于雌激素下降，骨质吸收加速，导致骨质疏松。另外，围绝经期妇女活动量减少，对骨骼机械性压力减弱，骨质吸收速度较骨的生长速度快，造成骨质疏松，临床表现为腰背痛。

**（三）腹部手法操作**

围绝经期综合征是一个比较宽泛的概念，在临床涉及的脏腑较多，症状表现多种多样。但在治疗上以小腹、卵巢为重点部位，点揉为主要手法，步骤如下。

（1）嘱病人平卧，腹推法、掌揉法施术于胃脘部、小腹部 5～10 分钟。

（2）点按胁肋部肝经腧穴各 1～2 分钟。

（3）掏法施术于局部 3~6 遍。

（4）聚法施术于腹部 6~8 遍。

（5）梳理法施术于胁部 5~10 分钟。

（6）根据不同表现加减手法。

（7）以收气手法结束。

## 七、内分泌失调

人体的内分泌系统，分泌各种激素，和神经系统一起调节人体的代谢和生理功能。正常情况下各种激素是保持平衡的，如因某种原因打破了这种平衡（某种激素过多或过少），这就造成内分泌失调，会引起相应的临床表现。

**（一）病因病机**

1. 生理因素　人体的内分泌腺激素可以保持生理处于平衡，但这些生长调节剂一般会随年龄增长而失调，这也就是为什么年龄越小，内分泌越不会成为困扰我们的话题，可随着年龄增长，就需要给它更多关注。有些人的内分泌失调来自遗传。

2. 营养因素　人体维持正常的生理功能，就必须有足够的、适当的营养；否则，内分泌等问题就会一一出现。

3. 情绪因素　心理也是个重要因素。我们要承受来自各个方面的压力，哪一种压力都需要打起十二分的精神来应对，难以彻底放松下来。这种紧张状态和情绪改变反射到神经系统，会造成激素分泌的紊乱，即通常所说的内分泌失调。

4. 环境因素　严重的环境污染导致女性内分泌失调，罪责难逃。空气中的一些化学物质，在通过各种渠道进入人体后，经过一系列的化学反应，导致内分泌失调，使女性出现月经不调、子宫内膜增生等诸多问题。

**（二）临床表现**

1. 肌肤恶化　很多女性都有过这样的经历，亮丽的脸上突然出现了很多色斑，抹了不少的化妆品也无济于事。其实这不只是单纯的皮肤问题，这些色斑也是内分泌不稳定时再受到外界因素不良刺激引起的。

2. 脾气急躁　围绝经期女性经常会出现脾气变得急躁、情绪变化较大、出汗等情况，这可能是女性内分泌功能减退导致的。

3. 妇科疾病　妇科内分泌疾病很常见，不育不孕、子宫内膜异位症、月经不调等都是妇科内分泌疾病，还有一些乳腺疾病也和内分泌失调有关，有些面部色斑也是由于妇科疾病造成的。

4. 肥胖　"喝凉水都长肉"，很多人经常发出这样的感慨。据内分泌科医生介绍，这可能和本人的内分泌失调有关。喜食高热量、高脂肪的食物，不注意膳食平衡等饮食习惯也会对内分泌产生影响。

### （三）腹部手法操作

本病治疗手法同围绝经期综合征，若有头晕、高血压等症状需加"下火"及头面部操作。

## 八、不孕症

凡夫妇同居 2 年以上未避孕而未能怀孕者，称为不孕症。其中，从未受孕者称原发性不孕症，曾有生育或流产又连续 2 年以上不孕者，称继发性不孕症。

### （一）病因病机

1. 女方排卵障碍或不排卵　常见原因有多囊卵巢综合征，临床表现为稀发月经、肥胖及多毛，或其中之一。

2. 女方输卵管不通，功能不良　原因常有炎症、结核或子宫内膜异位症。结核性输卵管炎导致的阻塞，不能行复通术。子宫内膜异位症病人输卵管可能通畅，但也可由于盆腔内粘连，输卵管蠕动能力异常，导致精卵不能相遇。

3. 免疫因素　如女方子宫颈黏液或血清存在抗精子抗体或男方本身存在抗精子抗体。

4. 男方因素　男方少精或弱精症，即男方精子数少于 2 000 万/mL，活率<50%，畸形>50%。

5. 原因不明不孕症　经检查无上述各项原因，也可多年不孕。

### （二）临床表现

1. 输卵管阻塞不通　输卵管先天发育不良、子宫内膜异位症或各种炎症引起的管腔狭窄或周围粘连常会妨碍精子、卵子的输送和受精的进行。

2. 子宫颈黏液分泌不足或子宫颈病变　由于有些病人卵巢功能低下，分泌雌激素不足，或子宫颈本身腺体分泌不好，子宫颈黏液变得黏稠，精子不易穿入子宫颈而影响受孕。子宫颈病变，如子宫颈管闭锁或狭窄、宫颈息肉、肿瘤也都会阻碍精子通过和输送。

3. 月经紊乱　月经周期改变：月经提早或延迟；经量改变：经量过多、过少；经期延长：常见于黄体功能不全及子宫内膜炎症。

4. 闭经　年龄超过 18 岁月经还没有来潮，或月经来潮后又连续停经超过6 个月为闭经。闭经引起的不孕为数不少。后者按病变部位又有子宫性、卵巢性、垂体性、下丘脑性之分。

5. 痛经　子宫内膜异位症、盆腔炎、子宫肌瘤、子宫发育不良、子宫位置异常等存在时可出现行经腹痛。月经前后诸症：少数妇女月经前后周期性出现"经前乳胀""经行头痛""经行抑郁或烦躁"等一系列症状，常因内分泌失调进而黄体功能不正常引起，常可导致不孕。

6. 白带异常　有阴道炎、宫颈炎（宫颈糜烂）、子宫内膜炎、附件炎、盆腔炎及各种性传播疾病存在时会出现白带增多、色黄、有气味、呈豆腐渣样或水样，或伴外阴痒、痛等，而这些疾病又都可以不同程度地影响受孕。

**（三）腹部手法操作**

对于本病来说，鲁氏腹部推拿对宫寒不孕者疗效较佳，手法偏重于小腹部操作，步骤如下。

（1）嘱病人平卧，腹推法、掌揉法施术于胃脘部、小腹部 5~10 分钟。

（2）掏法施术于局部 3~6 遍。

（3）梳理法施术于胁部 5~10 分钟。

（4）揉脐下任脉 6~8 遍。

（5）擦八髎 3~6 分钟。

（6）顶长强 6~8 遍。

（7）自长强至大椎推督脉 6~8 遍。

（8）以收气手法结束。

# 九、宫颈炎

宫颈炎是育龄妇女的常见病，有急性和慢性两种。急性宫颈炎常与急性子宫内膜炎或急性阴道炎同时存在。但以慢性宫颈炎多见，主要表现为白带增多，呈黏稠的黏液或脓性黏液，有时可伴有血丝或夹有血丝。长期慢性机械性刺激是导致宫颈炎的主要诱因。如性生活过频或习惯性流产、分娩及人工流产术等可损伤宫颈，导致细菌侵袭而形成炎症，或是由于化脓菌直接感染，或是高浓度的酸性或碱性溶液冲洗阴道，或是阴道内放置或遗留异物感染所致。慢性宫颈炎多发于分娩、流产或手术损伤子宫颈后，病原体侵入而引起感染。慢性宫颈炎有多种表现，如宫颈糜烂、宫颈肥大、宫颈息肉、宫颈腺体囊肿、宫颈内膜炎等，其中以宫颈糜烂最为多见。

**（一）病因病机**

宫颈炎多于分娩、流产或手术损伤子宫颈后发生。病原体主要为：①性传播疾病病原体，如淋病奈瑟菌及支原体、衣原体。②内源性病原体，如葡萄球菌、链球菌、大肠杆菌和厌氧菌等。③其他，如原虫中的滴虫和阿米巴原虫。特殊情况下为化学物质和放射线所引起。

**（二）临床表现**

1. 急性宫颈炎　白带增多，呈脓性，伴腰痛，下腹不适。妇科检查可见子宫颈充血、水肿、有触痛。

2. 慢性宫颈炎　白带多，呈浮白色，黏液状或白带中夹有血丝；或性交出血，伴外阴瘙痒、腰骶部疼痛，经期延长。妇科检查可见宫颈不同程度的糜烂、肥大或有息肉。

**（三）腹部推拿治疗**

对于本病，施术部位以小腹部为主，具体操作如下。

（1）嘱病人平卧，腹推法、掌揉法施术于小腹部5~10分钟。

（2）按神阙3~6遍，每遍1~2分钟。

（3）揉脐下任脉6~8遍。

（4）擦八髎3~6分钟。

（5）以收气手法结束。

# 第三节　儿科病种

## 一、厌食

小儿厌食是指由于不良的饮食习惯或各种急慢性疾病引起的食欲减退，食量显著减少。严重的厌食可影响生长发育造成营养不良，以长期不思乳食为主，一般情况尚好，无腹部胀满、呕吐、腹泻等症。

**（二）病因病机**

1. 胃肠道疾病　如消化性溃疡、急慢性肝炎、慢性肠炎、各种原因的腹泻及慢性便秘等。

2. 消化道变态反应　服用易引起恶心、呕吐的药物如红霉素、氯霉素、磺胺类药物，以及氨茶碱等。

3. 全身性疾病　如结核病、胶原病、贫血及一些慢性感染等。

4. 缺乏锌或内分泌异常时　如甲状腺功能减退等。

5. 其他　如肝功能不全、高血压、酸中毒、尿毒症及心功能不全、消化道淤血等。

6. 中毒　近年来较多出现的维生素A或维生素D中毒等。

除以上疾病外，应注意小儿情绪变化可引起厌食。特别是因家长溺爱，对小儿进食采取不适当的态度，反而引起神经性厌食。不良的饮食习惯常是厌食的主要原因，高蛋白、高糖的饮食使食欲减退；两餐之间随意吃糖果、点心及花生、瓜子等零食，以及吃饭不定时、生活不规律都会影响食欲；夏季气候过热、湿度过高及食用过多的冷饮都影响消化液的分泌，进而影响食欲。

**（二）临床表现**

消化功能紊乱在小儿时期很常见，主要的症状有呕吐、食欲减退、腹泻、便秘、腹胀、腹痛和便血等。这些症状不仅反映消化道的功能性或器质性疾病，且常出现在其他系统的疾病中，尤其多见于中枢神经系统疾病或精神障碍及多种感染性疾病。因此，必须详细询问有关病史，密切观察病情变化，对其原发疾病进行正确的诊断和治疗。

**（三）诊断**

厌食是儿科经常遇到的主诉。医者要弄清患儿是否确系厌食。有的家长过分要求小儿进食，有时小儿食量变化较大或偏食，可被误认为厌食。因此要从病史、体检和必要的化验检查深入了解病情，以排除外消化系统疾病和全身性疾病对消化道的影响。此外，还应详询小儿家庭和学校环境，有无影响进食习惯的因素等。

**（四）腹部手法操作**

对于小儿来说，只要弄明白厌食的真正原因，针对适应证进行腹部推拿治疗，治疗就能立竿见影，现介绍如下。

（1）揉肚 3~5 分钟。

（2）捏肚角 6~10 遍。

（3）掐四缝 1~3 遍。

（4）揉鱼际、点劳宫各 3~6 遍。

（5）捏脊 6~9 遍为收气结束手法。

## 二、呕吐

《圣济总录》曰："小儿呕吐者，脾胃不和也。或因啼呼未定而遽饮乳；或因乳中伤冷，令儿饮之，皆致呕吐。"呕吐多因乳食过多，停滞中脘，损伤胃气，不能运化所致；亦有因感触惊异，蛔虫内扰和痰饮壅盛而成。临床常分伤乳吐、伤食吐、寒吐、热吐、积吐、虫吐、惊吐、痰湿吐等。

**（一）病因病机**

呕吐是儿科临床工作中极为常见的消化道症状，可发生于多种疾病，涉及各系统和所有年龄组，需要认真鉴别。呕吐是由消化道及其他有关的一些脏器，以及一系列复杂的神经反射来完成的。在此反射弧上，任何一个环节的兴奋冲动增加或加强时就会产生呕吐。引起新生儿呕吐的原因与其他年龄组小儿不尽相同，此种差异取决于新生儿的解剖生理特点及其出生后内外环境的急剧变化，也取决于胚胎期各脏器，尤其是前、中、后原肠分化和发育的状况。第四脑室下的呕吐中枢及更高级的中枢受全身炎症或代谢障碍产生的毒素刺激或颅内压升高，均可引起呕吐。内科一些常见情况引起的呕吐，如出生时咽下羊水或产道血液刺激胃黏膜常引起呕吐；胃食管反流是新生儿呕吐的常见原因，主要与新生儿食管下端括约肌较松弛，胃排空延迟，腹内压增高等因素有关；

幽门痉挛引起的呕吐为幽门神经肌肉功能暂时性失调所致，常在喂奶后不久出现呕吐。

新生儿消化系统的解剖生理特点为食管松弛，蠕动功能较差，胃呈水平状（成人为垂直型），容量小，胃上端和食管连接处贲门较松弛，胃下端和十二指肠连接处幽门相对较紧等，使食管和胃形似一个长颈的敞口瓶。胃中的东西很容易通过食管倒流出来，肠道蠕动的神经调节功能较差，适应差，易感性高，分泌胃酸及蛋白酶的功能较差。由于上述种种解剖生理特点及出生后环境温度、营养摄取、代谢、排泄等的变化，使新生儿，尤其早产儿，很容易发生呕吐。

**（二）临床表现**

1. 方式　可呈溢出样如奶汁从新生儿口角少量流出；或自口内反流涌出；或从口腔大量吐出；或自口腔和鼻孔同时喷出。在新生儿期，前者可能是生理性的，后者则多见于先天性肥厚性幽门狭窄。

2. 内容和性质　若呕吐物为未消化的奶或食物，多为贲门以上的病变；若呕吐物为奶或食物，奶凝成块，食物带酸味，为幽门及胃部病变；若呕吐胆汁，为十二指肠以下病变，后期呕吐物中有粪便，多为下部肠道梗阻。这对诊断消化道梗阻有重要的参考价值。

3. 血性颜色　因出血量、速度和部位、吐出物中的含血量和颜色不同而不同。少量血液和胃酸作用后呈棕色，可见于新生儿咽下含母血的羊水或吸吮皲裂的乳头后、新生儿自然出血症、胃穿孔早期、幽门肥厚性狭窄晚期；各年龄组食管裂孔疝、各种原因致反复严重呕吐，以及急危重症合并弥漫性血管内凝血时血量偏少、色褐或暗红；血小板减少性紫癜、血友病、再生障碍性贫血，尤其是白血病的某阶段时消化道可能出血致吐血；门脉高压症合并食管静脉曲张破裂、烧伤或窒息后胃黏膜溃疡出血、口服水杨酸或茶碱等药引起急性出血性胃炎均可致吐血；空肠大量出血时也可吐出鲜血。在小儿少见的咳血不易和吐血鉴别时，须依靠其他症状和体征判断。

值得注意的是，呕吐的内容物和性状可随病程的变化而变化。如新生儿低位小肠闭锁早期可吐无色黏液，几天后才转为胆汁性。全身感染严重败血症治疗后病情好转，肠麻痹减轻后呕吐或胃肠减压的内容物可由黄绿污浊粪汁样转为清亮黏液，所以应结合其他伴随症状和体征动态观察才能较准确地判断呕吐的临床意义。

4. 腹胀常和呕吐症状伴发　此时需要区别腹胀是腹部肿物还是腹腔、肠腔大量积液或积气所致；腹胀表现为局限性还是全腹性腹胀，是否伴有肠型、胃型、蠕动波，腹胀的程度属于轻中度还是重度等。

5. 腹痛　呕吐时经常伴有腹痛，须仔细了解腹痛开始的时间、腹痛的性质（阵发性、持续性或持续阵发加重性）和腹痛的部位等。伴有腹痛的呕吐时应警惕外科急腹症的可能性；特别要注意新生儿，尤其是早产儿在消化道畸形完全性肠梗阻时往往缺乏腹痛的表情，甚至在穿孔性腹膜炎时只是精神萎靡而无腹肌紧张。

6. 粪便异常　可表现为性、状、量、时间、次数及排出部位等各种异常。短期数次呕吐，同时大便次数和量减少，干燥且病儿无其他明显不适则消化功能紊乱可能性大；如伴有稀便发热则表示有胃肠炎；呕吐伴腹痛和停止排大便应首先考虑外科急腹症；对新生儿来说，通常90%以上的足月新生儿应于生后24小时内、98%左右应在生后48小时内开始排胎粪，2~3天内排尽。先天性肥厚性幽门狭窄时，因大量呕吐致便秘，甚至以便秘为主诉就诊，回、结肠闭锁的新生儿远端结肠细小，无胎粪，有时只排出少量灰绿色黏液。新生儿患肠无神经节细胞症时常于出生后即无自动排胎粪史，须在肛门指诊，用开塞露或洗肠后始有大量气体伴胎粪呈爆破样排出，伴明显黄绿色胆汁性呕吐。而肠无神经节细胞症在其他年龄组则常常仅表现便秘和腹胀，却没有呕吐，先天性肛门狭窄时胎粪量明显减少，直肠肛门闭锁时则无胎粪排出（无瘘时）或胎粪的排出口位置异常（在会阴、前庭、阴道、阴囊、尿道或膀胱）。此外，当肠扭转、肠绞窄、肠套叠、肠重叠畸形、梅克尔憩室及其他原因致消化道出血时可表现不同程度的血便（柏油样、暗红色、鲜红等颜色和不等容量），或仅潜血试验阳性。当粪便呈绿色、有黏液和奶瓣、稀水样、脓性、黏液血性时常属内科性原因。

在儿科临床工作中呕吐是极其常见的症状，却经常不是唯一的症状，伴随呕吐的除上述腹胀、腹痛和粪便异常外还可有其他消化系统的症状，如食欲减退、食欲亢进、打呃、嗳气、泛酸、烧心等。某个或某些呼吸、心血管、泌尿、内分泌或神经系统的症状可能与呕吐同时存在。发热更是常见。这些症状都应引起重视和慎重的思考。

**（三）腹部手法操作**

小儿呕吐是常见病，在临床上见到较多，治疗时要分清疾病的严重程度、病程等，以免贻误病情，操作步骤如下。

（1）三指揉肚5~10分钟。

（2）捏肚角6~10遍。

（3）点上脘、中脘、下脘、攒竹、内关等穴各1~3遍。

（4）捏脊6~9遍为收气结束手法。

# 三、腹泻

婴幼儿消化系统发育不良，各种消化酶的分泌较少，活力较低，对食物的耐受力差，不能适应食物质、量的较大变化，因生长发育快，所需营养物质相对较多，消化道负担较重，经常处于紧张状态，易于发生消化功能紊乱。胃内酸度比成人低，抗菌能力差，血液中免疫球蛋白和胃肠道 SIgA 均较低，易患肠道感染。

**（一）病因病机**

小儿腹泻可由非感染或感染性原因引起。

1. 非感染性原因　生理性腹泻，母乳的营养成分超过小儿的生理需要量和消化功能的限度时，便会使小儿发生腹泻；喂食不当引起腹泻，多为人工喂养时，由于喂养不定时、量过多或过少或食物成分不适宜，如过早喂食大量淀粉或脂肪类食物、突然改变食物品种或断奶；个别小儿对牛奶或某些食物成分过敏或不耐受（如乳糖酶缺乏），喂食后可发生腹泻；气候突然变化，腹部受凉使肠蠕动增加；天气过热使消化液分泌减少，而由于口渴吃奶过多，增加消化道负担，这些均易诱发腹泻。

2. 感染性原因　分为肠道内感染和肠道外感染。

肠道内感染可由病毒、细菌、真菌及寄生虫引起，以前两者多见，尤其是病毒。

（1）病毒感染：①人类轮状病毒，是婴幼儿秋冬季腹泻的最常见病原；②诺沃克病毒，多侵犯儿童及成人，与婴幼儿腹泻的关系不密切。

（2）细菌感染：主要为大肠杆菌和痢疾杆菌引起的感染。

病原微生物可随污染的饮食或水进入消化道，也可通过污染的日用品、手、玩具或带菌者传播。

另外，患中耳炎、上呼吸道感染、肺炎、泌尿系感染、皮肤感染等或急性传染病时，由于发热及病原体的毒素作用使消化道功能紊乱，可伴有腹泻。有时，肠道外感染的病原体可同时感染肠道（主要是病毒）。

小儿腹泻的病因较复杂，发病机制也各不相同。

1）感染性腹泻。大多数病原微生物通过污染的水、食物或手传播而进入消化道。当机体的防御功能下降，大量的微生物侵袭并产生毒力时可引起腹泻。如轮状病毒侵入肠道后，使小肠绒毛细胞受损，小肠黏膜回收水、电解质能力下降而引起腹泻；同时，继发的双糖酶分泌不足，使肠腔内的糖类消化不完全，并被肠道内细菌分解，使肠液的渗透压增高，进一步造成水和电解质的丧失，加重腹泻。细菌感染所致腹泻包括肠毒性肠炎、侵袭性肠炎。而致病性大肠埃希菌不产生肠毒素及侵力，发病机制尚不清楚。

2）非感染性腹泻。主要是由饮食不当引起，以人工喂养的患儿为主。当摄入食物的量、质突然改变超过消化道的承受能力时，食物不能被充分消化吸收而堆积于小肠上部，使局部酸度减低，肠道下部细菌上移和繁殖，造成内源性感染，消化功能紊乱和肠蠕动增加，引起腹泻及水电解质紊乱。

3）其他机制。如牛奶过敏、胰腺功能障碍、胰液缺乏等均可致慢性腹泻。

**（二）临床表现**

1. 腹泻分期

（1）急性腹泻病程在 2 周以下者。

（2）迁延性腹泻病程持续 2 周至 2 个月者。

（3）慢性腹泻病程持续 2 个月以上者。

2. 腹泻分型　腹泻按程度分为轻型（单纯性腹泻）和重型（中毒性腹泻）。

（1）轻型腹泻：多为饮食因素或肠道外感染所致，或由肠道内病毒或非侵袭性细菌引起。主要是胃肠道症状，其每日大便次数多在 10 次以下，少数病例可达十几次，每次大便量不多，稀薄或带水，呈黄色，有酸味，常见白色或黄白色奶瓣（皂块）和泡沫，可混有少量黏液。一般无发热或发热不高，伴食欲减退，偶尔有溢乳或呕吐，无明显的全身症状，精神尚好，无脱水症状，多在数日内痊愈。

（2）重型腹泻：重型腹泻多因肠道感染引起，常见下列表现。

1）胃肠道：腹泻频繁，10~30 次/日，水分多而粪质少，或混有黏液的稀水便多，同时可伴有腹胀和呕吐。

2）脱水：脱水程度分轻、中、重三度；脱水性质分等渗、低渗、高渗性 3 种。

脱水程度一般分为以下三度。

A. 轻度脱水。失水量约为体重的 5%（50 mL/kg）。精神稍差，皮肤干燥、弹性稍低，眼窝、前囟稍凹陷，哭时有泪，口腔黏膜稍干燥，尿量稍减少。

B. 中度脱水。失水量占体重的 5%~10%（50~100 mL/kg）。精神萎靡，皮肤干燥、弹性差，捏起皮肤皱褶展开缓慢，眼窝和前囟明显凹陷，哭时少泪，口腔黏膜干燥，四肢稍凉，尿量减少。

C. 重度脱水。失水量为体重的 10%以上（100~120 mL/kg）。精神极度萎靡，表情淡漠，昏睡或昏迷。皮肤明显干燥、弹性极差，捏起皮肤皱褶不易展平，眼窝和前囟深陷，眼睑不能闭合，哭时无泪，口腔黏膜极干燥。

脱水性质：因水和电解质丢失比例的不同，可分为等渗性脱水、低渗性脱水和高渗性脱水。

A. 等渗性脱水。水与电解质成比例丢失，血清钠为 130~150 mmol/L（300~345 mg%）。各种病因所致的脱水，其失水和失钠的比例可不同，若其比例相差不大时，通过肾脏调节，可使体液维持在等渗状态，故等渗性脱水较多见。这类脱水主要丢失细胞外液，临床上表现为一般性的脱水症状，如体重减轻，口渴不安，皮肤苍白、干燥、弹性降低，前囟及眼窝凹陷，黏膜干燥，心音低钝，唾液和眼泪减少，重者可导致循环障碍与休克。

B. 低渗性脱水。电解质的丢失相对多于水的丢失，血清钠低于 130 mmol/L（300 mg%）。这类脱水由于腹泻较重，病程较长，钠随粪便丢失过多；又因腹泻期间饮水偏多，输液时单纯用葡萄糖溶液，而给钠溶液较少，导致细胞外液渗透压过低，一部分水进入细胞内，血容量明显减少。低渗性脱水多见于吐泻日久不止的营养不良患儿，在失水量相同的情况下，脱水症状较其他两种脱水严重。因口渴不明显，而循环血量却明显减少，故更易发生休克。因脑神经细胞水肿，可出现烦躁不安、嗜睡、昏迷或惊厥。

C. 高渗性脱水。水的丢失相对比电解质丢失多，血清钠超过 150 mmol/L（345 mg%）。这类脱水由于细胞外液渗透压较高，细胞内液一部分水转移到细胞外，主要表现为细胞内脱水。如腹泻初起，有发热，喝水少，病后进食未减者，容易引起高渗性脱水。滥用含钠溶液治疗，如口服或注射含钠溶液较多（如单纯用生理盐水补液），也可造成高渗性脱水。在失水量相等的情况下，其脱水体征比其他两种脱水为轻，循环障碍的症状也最轻，但严重脱水时亦可发生休克。由于高渗和细胞内脱水，可使黏膜和皮肤干燥，出现烦渴、高热、烦躁不安、肌张力增高甚至惊厥。严重高渗可使神经细胞脱水、脑实质皱缩、脑脊液压力降低、脑血管扩张甚至破裂出血（新生儿颅内出血），亦可发生脑血栓。

3）代谢性酸中毒。病儿呼吸深快，有苹果酸味，口唇樱桃红色或口周发绀，烦躁不安或精神萎靡、昏睡。血浆碳酸氢根离子浓度降低，pH<7.3。

4）低血钾症。患儿精神萎靡，哭声小，肌无力，腹胀、肠麻痹、尿潴留、心率减慢、心音低钝、心律失常，严重者可因心脏停搏、呼吸肌麻痹而死亡。血清钾低于 3.5 mmol/L，心电图可有不同程度的改变。

5）低血钙症。易出现在腹泻较久或有活动性佝偻病的患儿，尤其易在输液和酸中毒纠正后，发生喉痉挛、手足搐搦、惊厥，一般血清钙低于 2 mmol/L。

6）低镁血症。当低血钙症状用钙剂治疗无效时，应考虑此症的可能，血清镁常低于 0.6 mmol/L。

7）低磷血症。重者血磷可低于 0.5 mmol/L，患儿可嗜睡、昏迷、软弱乏力、心肌收缩无力、呼吸变浅、溶血、糖尿等。

**（三）腹部手法操作**

小儿腹泻临床多见，原因复杂，推拿手法治疗有一定的适应证，疗效比较好，现介绍如下。

（1）揉外劳宫、拿肚角、揉中脘各 3~6 分钟。

（2）补脾经、补大肠、揉外劳、推三关各 3~6 分钟。

（3）揉脐、揉天枢、揉中脘、按揉足三里各 3~6 分钟。

（4）摩腹 100 遍；揉龟尾、推上七节骨各 100~200 次。

（5）若辨证属实者，可配合清脾胃、清大肠、清小肠、退六腑等手法。

（6）捏脊 6~9 遍为收气结束手法。

## 四、腹痛

凡婴儿出生后，无故啼哭不止，或夜间啼哭，多是腹痛。临床分寒实腹痛、积热腹痛、伤湿腹痛、积痛、虫痛、锁肚痛、盘肠灼痛、症瘕痛、虚寒腹痛等。

腹痛，是小儿时期最常见的症状之一。胸骨下、脐的两旁及耻骨以上部位发生疼痛者，均统称为腹痛。

### （一）病因病机

小儿突然腹痛是经常见到的情况。引起急性腹痛的常见病有多种，它们起病急、进展快。因为婴幼儿不会用言语准确表达，所以给疾病的诊断带来一定困难。又因某些疾病一旦发病即应进行手术；而有些病在早期可以保守治疗，晚期则须手术切除部分器官才能治愈；还有些腹痛是通过药物治疗即可好转。故而不能随便给孩子吃止痛药，这样会掩盖病情。应学会通过小儿的各种异常表现，来估计引起腹痛的可能原因，及时做相应处理，减少孩子的痛苦及不必要的损失。

小儿急性腹痛常见原因及特点有如下几种。

1. **蛔虫症**　本病患儿多有进食不讲卫生的习惯，如饭前便后不洗手，吃水果冲洗不够甚至不洗，表现为平时虽吃饭正常但仍很消瘦。当环境改变或发热、腹泻、饥饿，以及吃刺激性食物时，患儿突然腹痛，哭叫打滚、屈体弯腰、出冷汗、面色苍白，腹痛以肚脐周围为重，常伴有呕吐，甚至可吐出蛔虫。有时症状能自行缓解，腹痛消失，小儿显得疲惫，完全恢复后照常玩耍。每次疼痛发作数分钟，这种疼痛可能不是每天发作，也可每天发作数次。给患儿服用适当的驱虫药物如驱虫净，按 2.5 ~ 3 mg/kg 体重给药，最多不超过150 mg/次，睡前一次顿服；或肠虫清，按说明服药。当患儿出现便秘或不排便、腹胀、腹部摸到条索状包块时，可能发生了蛔虫性肠梗阻，则应到医院进行输液及灌肠等驱虫治疗。

2. **急性阑尾炎**　小儿各年龄均可以得此病，而且比较常见。本病起病较急，腹痛以右下腹为重，用手按小儿右下腹时会加剧孩子的哭闹，常伴有恶心及呕吐，然后出现发热，体温可高达 39 ℃ 左右，此时须到医院进行治疗。因小儿阑尾炎的发展较快，时间稍长有阑尾穿孔造成化脓性腹膜炎的可能，危及小儿生命。

3. 肠套叠　肠套叠多发生于 2 岁以内的婴幼儿。其病变所在为肠管的一部分套入邻近的一部分肠腔内，所以腹痛时可以在腹部触到一固定性包块，压痛明显，腹痛发作后不久就会呕吐，尤以在发病后 2~12 小时出现暗红色果酱样大便为特征，有时呈深红色血水样大便。如能早点发现，到医院进行充气复位，则可免除因套入部分的肠管受压时间过久发生缺血、坏死而必须采取的手术治疗。

4. 嵌顿疝　小儿疝气以脐疝和腹股沟疝为多见。脐疝发生嵌顿的机会很少，多数由于腹股沟疝发生嵌顿造成腹痛。这样的小儿在发病前都有可复性疝气存在，即在小儿站立或用力排便时腹股沟内侧出现一肿物，或仅表现为一侧阴囊增大，平卧时消失，即使不消失还可用手慢慢还纳。一旦不能送还，肿物不消失且出现腹痛，孩子阵发性哭闹、腹胀和呕吐，时间长了肿物表面皮肤肿胀、发热，压痛明显，则无疑是发生了嵌顿疝，必须及时送医院治疗。

5. 肠痉挛　肠痉挛是由于肠壁肌肉强烈收缩引起的阵发性腹痛，为小儿急性腹痛中最常见的情况。其发生的原因与多种因素有关，如受凉、暴食、大量冷食、婴儿喂乳过多等。表现为健康小儿突然发生阵发性腹痛，每次发作数分钟至十分钟，时痛时止，反复发作，腹痛可轻可重，严重的持久哭叫、翻滚，肚子稍硬，间歇时全腹柔软，可伴有呕吐，吐后精神尚好。若给患儿口服适量的颠茄酊，0.03~0.06 mL/ 次，则能很快缓解。本病属于单纯的功能性变化，为非器质性病损，故预后较好，多数可自愈。

6. 细菌性痢疾　本病以夏秋两季多发，常起病急骤，先有发热达 39 ℃甚至更高，大便次数增多，腹泻前常阵发性腹痛，肚子里"咕噜"声增多，但腹胀不明显。如患儿脱水严重，皮肤弹性差，全身乏力，应以送至医院治疗为宜。

7. 过敏性紫癜　本病是一种变态反应性疾病，伴有周身的症状。首先表现为皮肤紫癜，面积大小不等，表面紫红色，压之不褪色，多分布于四肢和臀部，以踝、膝关节处明显。在此基础上可出现腹部阵发性剧烈绞痛，以脐周或下腹部明显，有压痛但肚子软，可伴有腹泻及轻重不等的便血，大便为黑色或红色。它是由于肠管内壁出血、水肿造成的。有的患儿还可伴有关节肿痛，甚至血尿等情况。这样的孩子应卧床休息，限制硬而不易消化的食物，多以中医中药进行对症治疗，达到祛邪固本的作用。重者尚需激素治疗。本病一般预后良好，轻症 1 周、重症 4~8 周便可痊愈。

**（二）临床表现**

1. 从年龄特点看腹痛

（1）肠套叠：对于婴幼儿尤其是 2 岁以下的阵发性的哭吵，不容易安慰，哭吵持续 10~15 分钟，间隔 15 分钟至一两个小时，可伴呕吐及排暗红色或者果酱色大便，一定要当心可能是肠套叠。婴儿肠绞痛多见于生后早期，多在 4 个月后缓解，原因尚不清楚。

（2）嵌顿疝：在婴幼儿中也能见到，一般这样的小儿有疝气的病史，一定要告诉医生，家长还当注意疝皮肤的颜色改变。

（3）婴儿肠胀气：表现为婴儿突然大声啼哭，腹部鼓胀，两拳紧握，两腿及腹部蜷曲。多见于 1 岁内的小婴儿，因过食奶类、糖类或腹内吞入了大量气体产生腹胀而导致腹痛。

2. 从疼痛特点看腹痛

（1）阵发性疼痛或绞痛：有梗阻性疾病，若局部喜按或热敷后腹痛减轻者，常为胃、肠、胆管等空腔脏器的痉挛。

（2）持续腹痛：加剧多见于胃肠穿孔；持续性钝痛，改变体位时加剧、拒按，常为腹腔脏器炎症、包膜牵张、肿瘤及腹膜脏层受到刺激所致。

（3）隐痛：多见于消化性溃疡。

（4）急性腹痛：不能耐受，伴有其他症状如呕吐、便血、面色苍白、意识改变，可能是急腹症如肠套叠、肠梗阻、肠穿孔、过敏性紫癜、胃肠的扭转、胰腺炎等。这时候就不要轻易使用镇痛药，使用镇痛药不但可能掩盖病情，而且可能加重病情使之恶化。也不要热敷和揉腹部，应当立即禁食禁水并迅速去医院接受治疗。

（5）慢性反复发作的腹痛：多呈隐痛，能忍受，可伴随自主神经症状如面色苍白、心率加快等，多见于再发性腹痛、慢性胃炎、消化性溃疡、慢性肠炎、铅中毒、镰状细胞性贫血、腹型偏头痛、腹型癫痫、肠易激综合征、功能性消化不良等；对于功能性病变如肠易激综合征、功能性消化不良，这样的儿童应当养成按时排便和规律进食的习惯。

（6）再发性腹痛：疼痛是痉挛性或绞痛性的，多在脐周，也可在腹部其他部位；可每日、每周、每月发作，或数月发作一次，每次发作不超过 1~3 小时，可自行缓解；发作以晨起、下午 3~4 点比较多见，常于空腹或进餐时突然加重。再发性腹痛 90% 是功能性的，与生长过快导致的钙缺乏，自主神经失调，内脏感觉高度敏感，胃肠动力功能失调，心理因素如突然受打击、焦虑、忧郁症、学校恐惧症等有关。

3. 从大便性状看腹痛　小儿腹痛时，一定要观察孩子的大便情况，有无大便、没大便几天了和孩子的进食情况。

（1）数天无大便伴腹胀者，可能是肠梗阻。

（2）便脓血尤其在夏秋季节当注意痢疾、出血性大肠杆菌性肠炎、麦克尔憩室炎等。

（3）大便呈蛋花汤样或者水样便，伴呕吐，尤其在秋冬季节，多是轮状病毒性肠炎。这种疾病多见于幼儿可能发生脱水、电解质紊乱和代谢性酸中毒时，家长当注意给孩子多喝水。

（4）如果有便秘与腹泻交替出现，应当注意不完全性肠梗阻，这种便秘可用开塞露通便。此外，多吃富含纤维素的食物，少喝碳酸饮料。

4. 从伴随症状看腹痛

（1）应注意腹痛与发热的关系：先发热、后腹痛，多为内科疾病，如上呼吸道感染、扁桃体炎，常并发急性肠系膜淋巴结炎；反之，先腹痛、后发热，多为外科疾病，如急性阑尾炎、继发性腹膜炎等。

（2）伴随恶心呕吐的多是消化道的病变；伴随咳嗽、发热的，要注意腹外器官的病变而导致的腹痛，如下叶肺炎所引起的牵涉痛。

（3）注意皮肤出血点、瘀斑和黄疸，有助于流行性脑脊髓膜炎、败血症、紫癜及肝胆疾病引起腹痛的诊断。

（4）阵发性腹痛伴有频繁呕吐，明显腹胀，不排气及不排粪者，常提示肠梗阻。

（5）急性腹痛伴中毒性休克多见于胃肠穿孔、急性坏死性肠炎、急性胰腺炎、卵巢囊肿扭转等。

（6）腹痛剧烈不敢翻动身体且拒按者，常有局限性或弥漫性腹膜刺激征，如阑尾炎、腹膜炎等。

（7）还要注意孩子的心理问题，有些心理疾病，如忧郁症、幼儿园恐惧症等也会导致腹痛。

5. 特别提醒

（1）发病急骤或阵发性加剧者常为外科性疾病，如急性阑尾炎、绞窄性肠梗阻、胃肠道穿孔、肠套叠及腹股沟疝嵌顿等。发病缓慢而疼痛持续者常为内科性疾病，如肠道蛔虫病、胃及十二指肠溃疡、肠炎及病毒性肝炎等。但要注意有时慢性腹痛和急性腹痛的病因可以相同，这是因为疾病在不同阶段其性质发生变化所致，如溃疡病原属慢性腹痛，在合并穿孔时即为急腹症。所以对那些原来有慢性腹痛的小儿，如果腹痛转为持续性或突然剧痛时，应注意急腹症的可能。

（2）腹部器质性病变的疼痛特点：①持续性绞痛，阵发性加剧；②局部压痛明显；③腹肌紧张；④肠鸣音异常。

（3）腹部功能性病变的疼痛特点：①发作性钝痛，反复发作；②局部压痛不明显；③腹部柔软；④肠鸣音无改变。

（4）如果腹痛是在食用牛奶、蛋类、鱼虾等食物后发生，一般为过敏性腹痛，只要停止给小儿食用这类食物，腹痛就会好转。避免暴饮暴食，或者过食冷饮，也可减少小儿腹痛。

（5）有一种腹型癫痫引起的腹痛，会突然发作，突然自愈。腹痛消失后，小儿精神及体力上均无异常。这种类型的腹痛，需要到医院做脑电图才能确诊。

### （三）腹部手法操作

（1）分阴阳各 100~200 遍。

（2）推三关 3~6 分钟。

（3）退六腑 3~6 分钟。

（4）揉肚脐 100~200 遍。

（5）掐揉一窝风 50 遍。

（6）补脾土 3~6 分钟。

（7）捏脊 6~9 遍为收气结束手法。

## 五、疳积

小儿疳积，又称小儿营养不良症，是一种慢性营养缺乏病。疳积是疳症和积滞的总称。积滞，是指小儿伤于乳食，损伤脾胃，而致脾胃运化失司，积聚留滞于中；疳症，是指气液干涸，身体羸瘦。积滞日久，往往可发展为疳症。

疳积是小儿时期，尤其是 1~5 岁儿童的一种常见病症。是指由于喂养不当，或由于多种疾病的影响，使脾胃受损而导致全身虚弱、消瘦面黄、发枯等慢性病症。疳症与麻疹、惊风、天花并称为儿科四大证。

疳症是由多种慢性疾患引起的一种疾病，临床以面黄肌瘦、毛发稀疏枯焦、腹部膨隆、精神萎靡为特征。多发生于 5 岁以下的婴幼儿。常见于小儿喂养不良、病后失调、慢性腹泻、肠道寄生虫者。

### （一）病因病机

本病多由乳食无度、饮食不节、壅滞中焦、损伤脾胃、不能消磨水谷而形成积滞，导致乳食精微无从运化，脏腑肢体失养，身体日渐羸瘦，气阴耗损而成疳症。饮食不洁，感染虫疾而耗夺乳食精微，气血受戕，不能濡养脏腑筋肉，日久成疳。本病病理变化主要在脾胃虚弱，运化失调。本症形成后，日久不愈，又可变生他症。本病的病位在脾胃，病性有虚有实。

### （二）临床表现

小儿面黄肌瘦，烦躁爱哭，睡眠不安，食欲减退或呕吐酸馊乳食，腹部胀实或时有疼痛，小便短黄或如米泔，大便酸臭或溏薄，或兼发低热，指纹紫滞，此为乳食积滞的实证。治疗应用消乳消食，导滞和中之法。方药可用砂仁 3 g，神曲 10 g，生麦芽 10 g，陈皮 6 g，莱菔子 6 g，白术 6 g，茯苓 6 g 等药物治疗，中成药可用化食丸、消乳丸等。

本病是指由于喂养不当，或由于多种疾病的影响，使脾胃受损而导致全身虚弱、消瘦面黄、发枯等慢性病证。但古代所说之"疳积"已与现代之"疳积"有了明显的区别。在古时候，由于生活水平的限制，人们常常饥饱不均，对小儿喂哺不足，使脾胃内亏而生疳积，多由营养不良而引起，也就是相当于西医所讲的"营养不良"。而现在随着人们生活水平的提高，家长们缺乏喂养知识，盲目地给孩子加强营养，反而加重了脾运的负荷，伤害了脾胃之气，致使滞积中焦，食欲减退，营养单一，故现在的疳积多由营养失衡造成。

**（三）腹部手法操作**

疳积之病多由于脾不运化所致，所以在鲁氏腹部推拿治疗过程中，补脾为重点，操作步骤如下。

（1）补脾经、运内八卦各 100 次。

（2）揉中脘、揉天枢、按揉足三里各 100 次。

（3）揉肚 8~10 分钟。

（4）摩脐 50 次。

（5）分推腹阴阳、推三关、揉外劳宫各 3~6 分钟。

（6）捏脊 6~9 遍为收气结束手法。

# 六、便秘

婴幼儿便秘是一种常见病症，指小儿大便干硬，隔时较久，有时排便困难。单纯性便秘多因结肠吸收水、电解质增多引起。

**（一）病因病机**

1. 饮食不足　婴幼儿进食太少时，消化后液体被吸收余渣少，致大便减少、变稠。奶中糖量不足时，肠蠕动弱，可使大便干燥。饮食不足时间较久引起营养不良，腹肌和肠肌张力减低，甚至萎缩，收缩力减弱，形成恶性循环，可加重便秘。

2. 食物成分不当　大便性质和食物成分关系密切。如食物中含大量蛋白质，而碳水化合物不足，肠道菌群继发改变，肠内容物发酵过程少，大便易呈碱性，便质干燥；如食物中含较多的碳水化合物，肠道发酵菌增多，发酵作用增加，产酸多，大便易呈酸性，次数多而软；如食入脂肪和碳水化合物都高，则大便润利。如进食大量钙化酪蛋白，粪便中含多量不能溶解的钙皂，粪便增多，且易便秘。碳水化合物中米粉、面粉类食品较谷类食品易于导致便秘。小儿偏食，如许多小儿喜食肉类，少吃或不吃蔬菜，食物中纤维素太少，也易发生便秘。

3. 肠道功能失常　生活不规律和缺乏按时大便的训练，未形成排便的条件反射而导致便秘则很常见。另外，学龄儿童常因无清晨大便的习惯，而学习时间不能随时排便，上课时憋住大便，也是导致便秘的常见原因。常用泻剂或灌肠，儿童平时缺少体力活动，或患慢性病，如营养不良、佝偻病、高钙血症、皮肌炎、呆小病及先天性肌无力等，可因肠壁肌肉乏力、功能失常而便秘。交感神经功能失常、腹肌软弱或麻痹也常使大便秘结。服用某些药物可使肠蠕动减少而便秘，如抗胆碱能药物、抗酸剂、某些抗惊厥药、利尿剂及铁剂等。

4. 体格与生理的异常 如肛门裂、肛门狭窄、先天性巨结肠、脊柱裂或肿瘤压迫马尾等都能引起便秘。应进行肛门指检、下部脊柱和会阴部检查。有的患儿生后即便秘，如有家族史，可能和遗传有关。

5. 精神因素 小儿受突然的精神刺激，或环境和生活习惯的突然改变也可引起短时间的便秘。

**（二）临床表现**

1. 实秘 大便干结，面赤身热，口臭唇赤，小便短赤，胸胁痞满，纳食减少，腹部胀痛，苔黄燥，指纹色紫。

2. 虚秘 面色㿠白无华，形瘦乏力，神疲气怯，大便努争难下，舌淡、苔薄，指纹色淡。

注意事项：应详询病史及大便规律，有无胃肠道伴发症状，如腹痛、腹胀、呕吐、生长障碍、服用药物史等。体检时应注意检查会阴部及肛门周围，进行肛门指检，注意有无肛门裂、皮肤感染、尿布疹等。如指检触及大量硬粪块或指检后随之排出大量粪便，症状随之缓解，诊断可明确。

新生儿出生后 24 小时未排出胎便，可高度怀疑梗阻，应进一步检查，如拍立位腹部平片等。婴儿出生后即开始便秘，应注意与甲状腺功能不全和先天性巨结肠鉴别。后者钡剂灌肠检查除结肠扩张外，可见有节段性狭窄，而慢性便秘则结肠全部扩张。对儿童便秘也要进行详细体检和必要的辅助检查，以便和神经性或器质性梗阻鉴别。

**（三）腹部手法操作**

小儿便秘比较常见，治疗上要分清实秘与虚秘，现将操作步骤介绍如下。

（1）患儿取仰卧位，医生面对患儿先指揉中脘穴 2 分钟。

（2）顺时针摩腹 2~3 分钟。

（3）重点在左侧天枢、大横穴做指揉法 3~5 分钟；按揉双侧阳池、足三里穴各 1 分钟。

（4）患儿取俯卧位，医生以双指揉法施于大肠俞穴 1~2 分钟，然后再用直推法于七节骨，做自上而下推 100~300 次。

（5）指揉法施于龟尾穴揉 100~300 次结束。

（6）实秘者，加推清天河水 100~300 次，退下六腑 100~300 次，清大肠

100~300 次，清脾经 100~200 次，推板门 100~200 次。虚秘者，加推上三关100~300 次，补脾经 300~500 次。

（7）捏脊 6~9 遍为收气结束手法。

# 七、营养不良

广义的营养不良应包括营养不足或缺乏，以及营养过剩两方面，现只对前者进行论述。营养不良常继发于一些医学和外科的原因，如慢性腹泻、短肠综合征和吸收不良性疾病。营养不良的非医学原因有贫穷、食物短缺等，以及家长缺乏营养知识，忽视科学喂养方法。在发达国家，营养不良的病人通常可以通过治疗原发病、提供适当的膳食、对家长进行教育和仔细的随访而治疗。但在许多第三世界国家，营养不良是儿童死亡的主要原因。在营养不良、社会习惯、环境和急慢性感染之间存在着复杂的交互影响，以致治疗非常困难，并不是单单提供适当的食物即可解决。

**（一）病因病机**

长期摄食不足是营养不良的主要原因。如对多胞胎及早产儿若不注意科学喂养，常引起营养不良。唇裂等先天畸形及结核等慢性消耗性疾病，也可使儿童产生营养不良。表现为体重不增或减轻，皮下脂肪逐渐消失，一般顺序为腹、胸背、腰部，双上下肢，面颊部。重者肌肉萎缩，运动功能发育迟缓，智力低下，免疫力差，易患消化不良及各种感染。

**（二）临床表现**

1. 两种典型症状  消瘦型，由于热能严重不足引起小儿矮小、消瘦，皮下脂肪消失，皮肤弹性差，头发干燥易脱落，体弱乏力，萎靡不振。另一种为浮肿型，由蛋白质严重缺乏引起，周身水肿，眼睑和身体低垂部水肿，皮肤干燥萎缩、角化脱屑或有色素沉着，头发脆弱易断、脱落，指甲脆弱有横沟，无食欲，肝大、常伴有腹泻和水样便。也有混合型，介于两者之间，并都可伴有营养缺乏的表现。

2. 体格测量  体格测量是评估营养不良最可靠的指标，目前国际上对评价营养不良的测量指标有较大变更，包括下面三部分。

（1）体重低下：儿童的体重与同年龄、同性别参照人群标准相比，低于中位数减 2 个标准差，但高于或等于中位数减 3 个标准差，为中度体重低下；如低于参照人群的中位数减 3 个标准差为重度体重低下。此指标反映儿童过去和（或）现在有慢性和（或）急性营养不良，单凭此指标不能区分属急性还是慢性营养不良。

（2）生长迟缓：儿童的身高与同年龄、同性别参照人群标准相比，低于中位数减 2 个标准差，但高于或等于中位数减 3 个标准差，为中度生长迟缓；

如低于参照人群的中位数减 3 个标准差为重度生长迟缓；此指标主要反映过去或长期慢性营养不良。

（3）消瘦：儿童的身高和体重与同年龄、同性别参照人群标准相比，低于中位数减 2 个标准差，但高于或等于中位数减 3 个标准差，为中度消瘦；如低于参照人群的中位数减 3 个标准差为重度消瘦。此指标反映儿童近期急性营养不良。

主要表现为脂肪消失、肌肉萎缩及生长发育停滞，同时也可造成全身各系统的功能紊乱，降低人体的抵抗力，给很多疾病的发生和发展创造了条件。

3. 营养不良　分为三度：体重比正常儿童平均体重减少 15%~25% 为一度；减少 25%~40% 为二度；减少 40% 以上为三度。

**（三）腹部手法操作**

小儿营养不良多与营养摄入不足有关，在腹部推拿治疗手法上与厌食相同。

## 八、夜啼

夜啼是指小儿白天一切如常，入夜则啼哭不安，或者小儿每夜定时啼哭，甚则通宵达旦哭啼的一种疾病。

**（一）病因病机**

引起小儿夜啼的原因很多，如发热、受惊吓、虫证、口疮、饥饿及尿布潮湿等。其中有些是小儿的一种正常反应，有些则是病态。对于因饥饿或尿布潮湿引起的小儿夜啼，应及时发现，在吃奶及换尿布后，夜啼即可停止。有一些小儿有夜间点灯睡眠的习惯，当关灯后便啼哭不止，复开灯则哭自止。这是由于家长常在夜间工作，又不能将小儿分屋而眠，无意中产生的小儿不良睡眠习惯。家长应逐步将室内灯光调暗，让孩子慢慢习惯灯光的变化，最后关掉电灯。

对于因病引起的夜啼，祛除病因则啼哭自止。中医认为引起小儿夜啼的病因无外乎寒、热、惊三个主要方面。

1. 寒证　是指感受寒凉，如夜间小儿踢被露腹而眠，腹部受寒而痛，所以小儿啼哭。此时，家长若用手掌平放在小儿腹部会感到小儿腹部十分寒凉。最简单的治疗办法是将热水袋放在小儿腹部热熨，注意热水袋中的热水不可过烫，以免烫伤小儿皮肤；也可将大粒食盐炒热装在布袋中，放在小儿脐腹部，同样不可过热，可起到驱寒、温中止痛的效果，痛止则啼自止。中药可选用乌药散，方中有乌药、白芍、香附、高良姜等温中散寒、行气止痛的中药。治疗是次要的，重要的是预防，夜间要勤给小儿盖被防止受寒。

寒又指小儿饮食寒凉。随着人们生活水平的提高，不分冬夏春秋，各种冷饮随处可买，小儿不知冷暖，喜食寒凉之物，所以常常造成寒凉食品伤及小儿脾胃。中医认为寒则收引。所以寒伤脾胃常导致胃肠痉挛而痛，故而小儿哭啼，尤其是夜间天气亦冷，内寒外寒合而为一，小儿哭啼更甚，且睡眠不安。此类型的治疗从饮食上应注意少食或不食寒凉之物，特别是在春秋及冬季，应避免食用。中药可选用乌梅散、附子理中丸、虚寒胃痛冲剂、良附丸等药。

受寒的患儿常常伴有气滞，而见腹胀的症状，以手敲腹可嘭嘭作响。此类患儿可在药中加入行气之品，如木香、香附、香橼、砂仁、陈皮等。

2. 热证　小儿为阳盛体质，有些疾病虽感受寒邪，亦可郁而化热。所以小儿多火热之病。从生理上而言，小儿心有余，肝有余，也就是说，小儿常见心肝经之热，热扰心神，故小儿烦躁不安，见灯火而啼，其啼哭之声多响亮，口中有热气喷人，面目红赤，哭而有泪，踹被舞拳而有力。从时间上来看，热证夜啼以上半夜为主，寒性夜啼则以午夜后为多。

对于热证的夜啼，多主张应用清心解热之品，如导赤丹加减，常用竹叶、莲心、生地黄、木通、甘草梢、车前草、炒栀子、灯心草等药物，配成汤剂水煎服。本型关键是热，所以选用一些清热的饮食也可达到治疗的目的，如绿豆汤、莲心莲肉粥、竹叶荷叶粥、小儿七星茶等。对于食多滞阻胃肠而导致心胃热盛者，可用焦三仙煮水而饮之，一消食滞，二清胃火。小儿心经有热，其尿常常黄少，因此要鼓励小儿多饮水，利小便去心火；还要通大便去胃肠之火，所以在清热药中常配用生大黄或熟大黄、元明粉等通腑泻下之品。要注意通下药宜适可而止，不可久用。有些家长自认为小儿有火，大便又干，所以经常使用泻下药物，初用效果尚好，但久用大便仍然不通。殊不知小儿大便最初可能为实热，但通下之药用久，会损伤小儿脾胃，脾胃失调也可致大便干结数日一解。此时再用通下药就会更伤脾胃，而加重大便干。小儿热性夜啼也是一样，有热应清热，但不宜久用，热去则啼止，药亦应停用，再用则损伤人之正气，损伤中气，夜啼可复至。

3. 惊吓　小儿正处于生长发育时期，各个系统，尤其是神经系统发育很不完善。所以，每当小儿突然受到惊吓之时就会出现心神被扰，而见夜里突然惊叫啼哭、睡卧不安、易惊易醒，似见异物，面色发青，双目发直呈惊恐之状，唤之不醒。第二天醒后，问他昨夜之事，小儿浑然不知。此为小儿受惊吓所致，因此治疗宜选用一些镇惊安神之品，如生石决明、生牡蛎、灵磁石、钩藤、蝉蜕、生地黄、黄连、甘草、柏子仁、枣仁等。中成药可选用朱砂安神丸、琥珀抱龙丸，较小的婴幼儿可用牛黄抱龙丸。朱砂有毒，服用时应注意不宜过量，亦不可久服。

4. 饮食不知饥饱　小儿对喜爱之食多饮多餐，一不留神便吃多了，到了夜晚胃脘过饱，自然感到不舒，胀闷不消化，睡眠自然不安而啼哭。中医称之为"胃不和则卧不安"。此为饮食失调所致，严重的患儿夜间常出现呕吐或腹泻。一般在吐泻之后，患儿自觉舒服许多，此类情况应把治疗重点放在消食导滞上，食滞一消则夜寐自安。常用药物有焦山楂、神曲、麦芽、鸡内金、枳壳、枳实、陈皮、厚朴、佛手、砂仁、钩藤等。中成药可选用山楂丸、消食丸、导赤丹、加味保和丸等。总之，小儿夜啼可由多种原因引起，祛除病因则啼止神安。

**（二）临床诊断**

1. 诊断要点　婴幼儿难以查明原因的夜啼，临证必须详细询问病史，仔细检查体格，必要时辅以有关实验室检查，排除外感发热、口疮、肠套叠、寒疝等疾病引起的啼哭，以免贻误患儿病情。

2. 鉴别诊断　与不适、拗哭相鉴别。小儿夜间若喂哺不足或过食，尿布潮湿未及时更换，环境及衣被过冷或过热，襁褓或被褥中夹有缝衣针或其他异物等，均可引起婴幼儿不适而啼哭，采取相应措施后则啼哭即止。有些小婴儿因不良睡眠习惯而致夜间拗哭，如夜间开灯而寐、在摇篮中摇摆而寐、家长怀抱而寐、边走边拍而寐等，要注意加以纠正。

**（三）辨证论治**

1. 辨证要点　辨证重在辨别轻重缓急、寒热虚实。婴幼儿夜间啼哭而白天能正常入睡，首先考虑由于喂养不当所致，医者应给予相应的指导。家长要仔细观察，寻找原因，确认夜啼无外在原因者，方可按脾寒、心热或惊恐辨治。虚实寒热的鉴别要以哭声的强弱、持续时间、兼症的属性来辨别。

2. 治疗原则　因脾寒气滞者，治以温脾行气；因心经积热者，治以清心导赤；因惊恐伤神者，治以镇惊安神。

3. 分证论治

（1）脾寒气滞：

1）证候。啼哭时哭声低弱，时哭时止，睡喜蜷曲，腹喜揉按，四肢欠温，吮乳无力，胃纳欠佳，大便溏薄，小便较清，面色青白，唇色淡红，舌苔薄白，指纹多淡红。

2）分析。夜则阴盛阳衰，脾寒愈甚，寒邪凝滞，腹中作痛而夜啼不安。《保婴撮要·夜啼》曰："夜属阴，阴盛则脾脏之寒愈盛，脾为至阴，喜温而恶寒，寒则腹中作痛，故曲腰而啼。"因痛而啼，痛解而寐，故时哭时止。脾脏虚寒、运化失司，故吮乳无力、胃纳欠佳、大便溏薄。虚寒内盛，故睡喜蜷曲、腹喜摩按。小便较清、面色青白、唇色淡红、舌苔薄白、指纹淡红均为脾寒所致。

3）治法。温脾散寒，行气止痛。

4）方药。乌药散合匀气散加减。常用药：乌药、高良姜、炮姜温中散寒；

砂仁、陈皮、木香、香附行气止痛；白芍、甘草缓急止痛；桔梗载药上行，调畅气机。

大便溏薄加党参、白术、茯苓健脾益气；时有惊惕加蝉蜕、钩藤祛风镇惊；哭声微弱、胎禀怯弱、形体羸瘦可酌情用附子理中汤治之，以温中健脾。同时要注意保暖。

（2）心经积热：

1）证候。啼哭时哭声较响，见灯尤甚，哭时面赤唇红，烦躁不宁，身腹俱暖，大便秘结，小便短赤，舌尖红，苔薄黄，指纹多紫。

2）分析。心主火，热伏于内，扰动神明，故入夜心烦而啼。《保婴撮要·夜啼》曰："心属火，见灯则烦热内生，两阳相搏，故仰身而啼。"《幼科发挥·心所生病》曰："心属火则烦，多夜啼。"此证为受热所致，故哭声响亮、面赤唇红、身腹俱暖、大便秘结。苔黄、指纹紫均为热象。小便短赤、舌尖红为心经有热之象。

3）治法。清心导赤，泻火安神。

4）方药。导赤散加减。常用药：生地黄清热凉血，竹叶、木通清心降火，甘草梢泻火清热，灯心草引诸药入心经。同时要注意避免衣被过厚及室内过暖。

大便秘结而烦躁不安者，加生大黄以泻火除烦；腹部胀满而乳食不化者，加麦芽、莱菔子、焦山楂以消食导滞；热盛烦闹者，加黄连、栀子以泻火除烦。

（3）惊恐伤神：

1）证候。夜间突然啼哭，似见异物状，神情不安，时作惊惕，紧偎母怀，面色乍青乍白，哭声时高时低、时急时缓，舌苔正常，指纹色紫，脉数。

2）分析。小儿神气怯弱，复因暴受惊恐，则心神受惊，故睡中惊悸而突然啼哭，神情不安，时作惊惕，紧偎母怀以求安全。《育婴家秘·夜啼》曰："惊惕者，常在梦中哭而作惊。"暴受惊恐，神志不安、心虚胆怯，故面色乍青乍白、指纹色紫、脉数。

3）治法。定惊安神，补气养心。

4）方药。远志丸去朱砂。常用药：远志、石菖蒲、茯神、龙齿定惊安神，人参、茯苓补气养心。

睡中时时惊惕者，加钩藤、蝉蜕、菊花以息风镇惊。也可用琥珀抱龙丸以安神。

**（四）腹部手法操作**

小儿夜啼对大人和小孩来说都是一种负担，因此，治疗本病可以说刻不容缓，临床经验如下。

（1）推上三关50遍。

（2）退下六腑120遍。

（3）清心经100遍。

（4）海底捞月、揺胆经各3~6分钟。

（5）捏脊6~9遍为收气结束手法。

## 九、遗尿

年满5周岁以上、具有正常排尿功能的小儿，在睡眠中小便不能自行控制，称为遗尿。偶尔因疲劳或饮水过多而遗尿者，不作病态论。

**（一）病因病机**

多由禀赋不足、病后体弱，导致小儿肾气不足、下元虚冷、膀胱约束无力；或病后脾肺气虚，水道制约无权，因而发生遗尿。病变部位主要在肾，病变性质以虚证为主。

**（二）临床表现**

1. 主症　夜间没有自主控制的排尿，轻者几天1次，重者每夜1~2次或更多。

2. 兼见症状　睡中遗尿，白天小便亦多，甚至难以控制、面色苍白、精神疲乏、肢冷畏寒、智力迟钝、腰腿乏力、舌淡、脉沉细者，为肾阳不足；睡中遗尿，白天小便频而量少，劳累后遗尿加重、面白、气短、食欲减退、大便易溏、舌淡、苔白、脉细无力者，为肺脾气虚。

**（三）腹部手法操作**

小儿遗尿多由先天不足所致，故腹部推拿手法多以补法为主。鲁氏腹部推拿疗法治疗小儿遗尿一般分为以下几个步骤。

（1）揉腹5~10分钟，揉百会1~2分钟。

（2）补脾经、补肺经、补肾经各1~2分钟。

（3）推三关、推气海各3~6遍。

（4）揉关元、摩腹，推擦命门、肾俞，揉三阴交各1~2分钟。

（5）一指禅法施术于脐下任脉5~10分钟。

（6）按五心各3分钟。

（7）擦八髎5分钟左右。

（8）捏脊6~9遍为收气结束手法。

## 十、小儿尿频

儿童因为代谢旺盛，每天饮水量较多，加上膀胱容量较小，临床常常会有排尿次数增多的现象，称为尿频。

**（一）病因病机**

小儿尿频常见的原因有下面几点。

1. 尿道及季节因素　如尿频但每次尿量不多，尿时无痛苦表情，也无其他症状，首先要考虑局部因素，如尿道口发炎，包皮过长，或蛲虫刺激阴部等。此外，季节因素，冬季多尿是正常现象。

2. 饮食性多尿　如尿频同时每次尿量多，而无其他表现时，首先要注意是否喝水太多，尤其是喜欢喝糖水的小儿多发生。

3. 神经性尿频　小儿膀胱逼尿肌发育不良，神经不健全，可发生白天点滴性多尿，可达 20～30 次，但是夜间排尿正常，有反复发作趋势，尿化验检查正常，此病并非由炎症引起。

4. 泌尿道炎症　如尿频、尿急、尿痛或伴发热，应考虑有泌尿系感染，如膀胱炎、肾盂肾炎等，尿检，查显微镜下可查到脓细胞或大量白细胞，严重时伴有全身感染中毒症状，需用抗生素治疗。

5. 特殊疾病　如尿频伴尿量多，同时有口渴多饮、多尿、消瘦的情况，应注意检查尿液，如尿内含糖则应考虑糖尿病，如尿内无糖而比重低则应想到尿崩症。

尿频应针对病因进行治疗，如果是炎症引起的，以抗感染为主；因蛲虫所致，应给予驱虫；包皮过长可行手术；单纯饮水量过多，要适当控制饮水量等。除此之外，要注意局部清洁卫生，勤洗澡换衣。

**（二）临床表现**

好发于学龄前期儿童，尤其多见于 3～5 岁的小儿，主要表现为每天排尿次数增加，而无尿量的增加，尿常规检查正常，排尿次数可以从正常的每天 6～8 次，增加到每天 20～30 次，甚至每天 40～50 次，每小时可达 10 多次，每次排尿量不多，有时仅几滴，睡眠后则无尿频症状，常在上床睡觉前、吃饭时、上课时加重。

**（三）腹部手法操作**

小儿尿频多由惊吓引起，治疗手法同遗尿。

# 第四节　外科病种

## 一、痔疮

痔疮包括内痔、外痔、混合痔，是肛门直肠底部及肛门黏膜的静脉丛发生曲张而形成一个或多个柔软的静脉团的一种慢性疾病。

**（一）病因病机**

1. 与人类肛门的解剖结构有关　由于直肠上静脉及它的分支无静脉瓣，静脉血液从下向上穿过直肠肌层向心脏回流时，由于人体直立的姿势，从而使地球引力能够对回流的血液形成向下的力，极容易在人体下部的肛门直肠部位发生血液淤积，久而久之，使肛门直肠部位静脉血管曲张、迂曲、增生，形成痔疮。此外，根据国内外文献对爬行动物的解剖及观察，还未发现患有痔疮的案例，因而，对此说法也提供了一个有力佐证。

2. 与排便习惯有关　便无定时、如厕过久均能诱发痔疮。譬如有些人喜欢如厕时看书读报、抽烟，蹲厕时间过长；有人则有习惯性便秘，排便困难。如此下蹲过久，排便努争，可使直肠肛门部充血、受压，静脉曲张，甚至导致直肠黏膜与肌层松弛、分离，脱出肛门外，形成痔疮。

3. 与饮食起居有关　嗜食辛辣刺激食物，如胡椒、辣椒、生葱、生蒜等，或者大量饮酒，均可使直肠肛门黏膜受到刺激，局部充血，诱发痔疮。此外，嗜食肥甘厚味，饮食过细过精，食物中粗纤维含量少，致使大便少或困难，久之均可诱发痔疮。

生活失节，饮食无定时，起居无规律，致人体生物节律紊乱，便无定时，每日时有时无。居处潮湿寒冷，可使直肠肛门静脉淤积，发生痔疮。

4. 与感染有关　痢疾、肠道感染、寄生虫、肛瘘及肛门围周炎等，均可引起肛门直肠静脉充血、发炎，使静脉团扩张，形成痔疮。

5. 与工作性质有关　久坐办公室者、妊娠妇女、田径运动员及重体力劳动者，都是痔疮病的高发人群，无论久坐久行，还是努力久重，都可致肛门直肠部位静脉淤积、扩张、迂曲，发生痔疮。

**（二）临床表现**

1. 内痔　主要症状为便血，较大的内痔伴有脱垂，由于病程的长短不同，可以分为下列各期。

（1）初期：痔核较小，质柔软，痔面鲜红色，常因大便擦破痔核而出血，所下之血，或一线如箭，或点滴不已，无疼痛，不脱出，以便血为特征。

（2）中期：痔核较大隆起，质柔软，痔面鲜红色或青紫色，便时痔核脱出肛外，便毕自行回纳，便后出血或多或少。

（3）后期：痔核更大，质地较硬，表面微带灰白色（即纤维型内痔），便时痔核脱出肛外，甚至行走、咳嗽、喷嚏或站立时也会脱出，不能自行回纳，须用手推回，或平卧、热敷后才能回纳，便血不多或不再出血。

（4）合并症：中后期者可有肛门坠胀、瘙痒。如痔核急性血栓性嵌顿时，可致肿痛、糜烂、坏死，甚至化脓，继发肛瘘等证。长期的便血，可引起贫血。

2. 外痔　发生于肛管齿状线以下，是痔外静脉丛扩大曲张或反复发炎而成，其表面被皮肤覆盖，不易出血，其形状大小不规则。主要症状为坠胀、疼痛、有异物感。根据其发展过程，可分为赘皮外痔、静脉曲张性外痔和血栓性外痔等。

（1）赘皮外痔：肛门边缘处赘生皮瓣，逐渐增大，质地柔软，一般无疼痛，不出血，仅觉肛门有异物感，偶尔染毒而肿胀充血时，才觉疼痛，肿胀消失后，赘皮依然存在。

（2）静脉曲张性外痔：多因中后期内痔反复脱出，或因经产妇妊娠时腹压增高等，而致浅部静脉及皮下淋巴回流受阻，引起肛管齿状线以下痔外静脉丛扩大和曲张而成。它的临床症状局部有椭圆形或长形肿物，触之柔软，平时不明显，在排便或下蹲腹压增加时，肿物体积增大呈暗紫色，按之较硬，便后或经按摩后肿物体积可缩小变软。一般仅有坠胀感无疼痛，如便后肿物不缩小，引起周围组织水肿时则有疼痛。有静脉曲张性外痔的病人，多伴有内痔。

（3）血栓性外痔：因便秘而在排便时用力过猛，或剧烈运动后，致痔外静脉破裂、血块凝结而形成血栓。临床症状为肛门部突然剧烈疼痛，并出现一肿物，肿物十分敏感，稍触碰即引起疼痛，因此排便、坐下、走路，甚至咳嗽等动作均可加重疼痛。

（4）混合痔：内痔、外痔静脉丛曲张，相互沟通吻合，括约肌间沟消失，使内痔部分和外痔部分形成一整体者为混合痔。其具备内痔、外痔的共同特点。

**（三）腹部手法操作**

治疗手法可参考便秘。

# 二、肠粘连

肠粘连是由于各种原因引起的肠管与肠管之间，肠管与腹膜之间，肠管与腹腔内脏器之间发生的不正常黏附。从粘连特征来讲有膜状粘连和索带状粘连两种情况；从粘连的本质来讲有纤维蛋白性粘连和纤维性粘连两个类型。

**（一）病因病机**

粘连的形成除了先天原因之外，不外乎损伤或炎症两种因素。

1. 损伤

（1）手术损伤：手术过程中肠管暴露时间过长，空气污染，施术者动作粗糙，创面大，浆膜层受损严重，止血不彻底，术后渗血渗液至腹腔，腔室冲洗不净或腹腔内遗留异物等都可造成肠粘连。

（2）腹部创伤：腹部突然受到外界冲击，受冲击部位虽未破裂穿孔，但有一定损伤，局部组织可出现充血水肿或有血性渗出物流入腹腔，使周围组织水肿粘连。

（3）化学药物：如计划生育粘堵术药物外流，进入腹腔可造成严重粘连。

2. 炎症

（1）腹腔内炎症：这样会导致炎性水肿渗出物或脓液溢入腹腔引发粘连。

（2）结核性腹膜炎：结核性腹膜炎可分为干、湿两型。干型，特点为腹膜上除见结核结节外尚有纤维素性渗出物，机化后腹壁及内脏广泛粘连。湿型腹膜结核为急性病理过程，以腹膜充血、水肿及广泛的结核、增生结节为主要病理改变，形成腹水。

（3）溃疡型肠结核：肠结核病人在肠的浆膜面可见纤维素渗出和多数灰白色结核结节，常因溃疡致使肠壁血管闭塞，同时外侧肠壁常因纤维组织增生肥厚而与邻近肠管或大网膜形成粘连。

（4）其他：如肿瘤浸润性增长破坏周围组织形成粘连或个别不明原因的肠粘连。

**（二）临床表现**

临床上肠粘连病人常多发生于手术之后，尤其是阑尾炎或盆腔炎手术后并发肠粘连的机会最多。肠粘连的严重程度与个体对腹膜或肠管浆膜的损伤反应的敏感性有关。

肠粘连病人的临床症状可因粘连程度和粘连部位而有所不同，轻者可无任何不适感觉或者偶尔在进食后出现轻微的腹痛、腹胀等，重者可经常伴有腹痛、腹胀、排气不畅、嗳气、大便干燥、腹内有气块乱窜，甚至引发不全梗阻等。

**（三）腹部手法操作**

对于肠粘连的腹部推拿治疗，在手法上应该遵循的原则是轻缓舒张、由轻到重，以病人耐受为度。具体操作如下。

（1）按揉全腹 5~10 分钟。

（2）一指拨上、中、下脘，以及中极、关元各 1~2 分钟。

（3）若病变在右下腹，则需推右腹 5~10 分钟；若病变在左侧，可采用扒法 5~10 分钟。

（4）一指拨法施术于任脉 3~5 分钟。

（5）在粘连部位，一指拨法，手法由轻到重，以病人耐受为度，3~5 分钟。

（6）以收气手法结束。

# 第九章　练功

　　练功是我国古代劳动人民所创造的一种锻炼身体、增强体质的方法，一直流传至今。对学习推拿的人来说，传统上是很强调练功的。练功的方法很多，我们这里只介绍易筋经、少林内功和活动腰腿颈项及上肢关节的一些姿势。

　　这些锻炼方法健康人可以进行，患病者也可根据自己的身体情况，选择其中的一些姿势进行锻炼。若坚持进行，既能增强腰力、腿力、臂力和指力，又能调整内脏功能，增强体质，有利于消除病痛，是一种"扶正祛邪"和调动病人积极性的好方法。

　　易筋经和少林内功一般宜在室内进行，避免汗出当风。

　　在练习易筋经和少林内功时应全神贯注、呼吸调匀、防止屏气，衣着宜宽松，须穿软底鞋（以布鞋最为适宜）。练功宜在饭后 1 小时后进行，饥饿时和饱食后不宜练功。

## 一、基本步势

　　练功的基本步势：站势、马步、弓步、虚步、歇步、仆步等。在各种练功方法中，对这些步势的要求也不完全一致，我们这里只介绍站势、马步、弓步三种步势。

### （一）站势

　　两足分开，间距较肩稍宽，足尖向内，使两足成内"八"字，十趾用力抓地；下肢肌肉用力收紧，大腿向内使劲，使下肢触之觉紧硬；少腹含蓄，略收臀；两手叉腰，四指在前，拇指在后；沉肩，挺胸，使两肩胛骨向脊柱靠拢；头端平，两目平视，呼吸自然（图9-1）。

### （二）马步

　　两足分开，间距较肩稍宽，两足成内"八"字，屈膝下蹲，膝不可向前超过足尖（下蹲的幅度可根据自己的身体情况而定，但髋不可低于膝）；两手放在大腿上，直腰、挺胸，头端平，目前视（图9-2）。

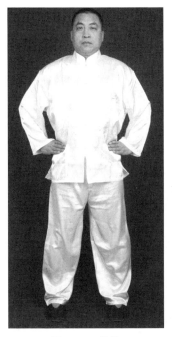

图 9-1　站势

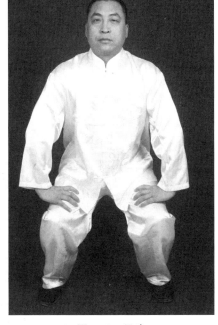

图 9-2　马步

### （三）弓步

两腿一前一后，使两足间距离较肩约宽 1 倍；前腿屈膝，足尖向内，小腿约与地面垂直，大腿与小腿的角度略大于直角；后腿用劲挺直，足尖略外展；挺胸塌腰，蓄腹收臀，两手叉腰，头端平，目前视（图 9-3）。

以上三势可分别练习 1~5 分钟，练习时应注意调匀呼吸，不可屏气。

## 二、易筋经

易筋经的种类很多，我们仅选择一种易筋经中的几个姿势进行介绍。

### （一）韦驮献杵（第一势）

【原文】

1. 定心息气　身体立定　两手如拱

存心静极

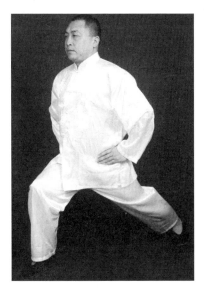

图 9-3　弓步

2. 立身期正直　环拱手当胸　气定神皆敛　心澄貌亦恭

【动作姿势】

1. 左腿向左平跨一步，两足间距约与肩同宽，足掌踏实，两膝（腘）微松；蓄腹收臀，直腰拔背，含胸，头端平，目前视，口微开，舌抵上腭；松肩，两臂自然下垂于身体两侧，五指并拢微屈，定心息气，神情安详（图9-4A）。

2. 双手向前徐徐上提，在胸前成抱球势，松肩，略垂肘；两掌心内凹，五指向内微屈，指端相对，约距6~8寸（图9-4B）。

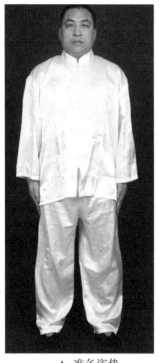 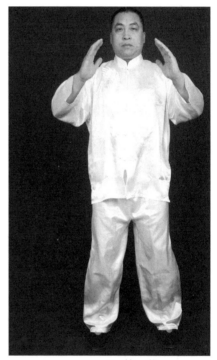

A　准备姿势　　　　　　　　　B　第一势

图9-4　第一势

## （二）韦驮献杵（第二势）

【原文】

足趾挂地　两手平开　心平气静　目瞪口呆

【动作姿势】

两足分开，间距约与肩同宽，足掌踏实，两膝微松；直腰收臀，含胸蓄腹，上肢一字平开，掌心向地，头如顶物，两目前视（图9-5）。

（三）韦驮献杵（第三势）

【原文】

掌托天门目上观　足尖着地立身端　力周腿胁浑如植　咬紧牙关不放宽
舌可生津将腭抵　鼻能调息觉心安　两拳缓缓收回处　用力还将挟重看

【动作姿势】

两足分开，间距约与肩同宽，足尖着地，足跟提起，腿直；蓄腹收臀，两掌
上举高过头顶，掌心向上，拇指与其余四指分开约成直角，两中指间距约为 1
寸；沉肩，肘微屈；仰头，目观掌背，舌抵上腭，鼻息调匀(图9-6)。

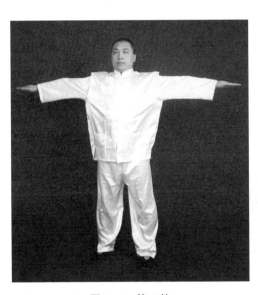 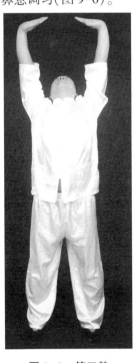

图9-5　第二势　　　　　　　　　　图9-6　第三势

收势时，两掌变拳，旋动前臂，使拳背向前，然后上肢用劲，缓缓将两拳
自上往下收至腰部，拳心向上；收拳同时，足跟随势缓缓下落，两拳至腰时，
两足跟恰落至地。

（四）摘星换斗势

【原文】

1. 单手高举　掌须下覆　目注两掌　吸气不（慢）呼鼻息调匀　用力收
回　左右同之

2. 只手擎天掌覆头　更从掌内注双眸　鼻端吸气频调息　用力收回左右
侔

【动作姿势】

双脚自然开立，间距约与肩同宽，两膝伸直，蓄腹收臂直腰；左手握拳（拇指在里，四指在外，松握拳），松肩，屈左肘，将左拳置于腰后，使拳心向后；右手高举过头，掌背向上，掌盖于头，五指自然微屈，肘略屈，沉肩，头向右后上方偏斜；目视右掌心，舌抵上腭，鼻息调匀（图9-7）。左右两侧姿势相同。

### （五）倒拽九牛尾势

【原文】

1. 小腹运气空松　前跪后腿伸直　二目观拳　两膀用力
2. 两腿后伸前屈　小腹运气空松　用力在于两膀　观拳须注双瞳

【动作姿势】

下肢成右弓步，右手握拳（拇指在里，四指在外握紧）上举，拳心对面，双目观拳，松肩屈肘，使前臂与上臂所成之角度略大于直角，右上肢外旋，肘下垂；左手握拳，直肘尽力后伸，拳心向后，松肩，左上肢内旋；两肩端平，背直，塌腰收臀，鼻息调匀（图9-8），左右两侧姿势相同。

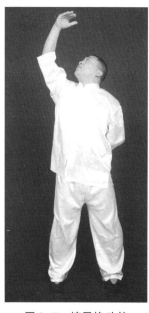 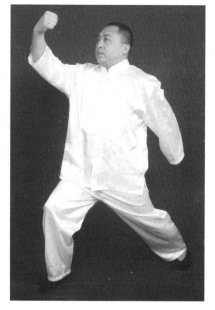

图9-7　摘星换斗势　　　　图9-8　倒拽九牛尾势

### （六）打躬势

【原文】

1. 两肘用力夹抱后脑　头前用力探出　牙咬　舌抵上腭　躬身低头至腿

两耳掩紧　　鼻息调匀

2. 两手齐持脑　　垂腰至膝间　　头惟探胯下　　口更齿牙关　　掩耳聪教塞　　调元气自闲　　舌尖还抵腭　　力在肘双弯

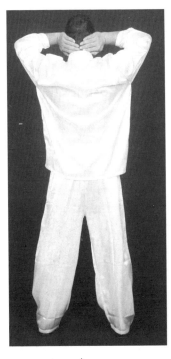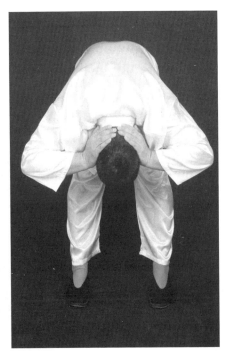

A　　　　　　　　　　　　　　B

图 9-9　打躬势

【动作姿势】

两足分开，间距约与肩同宽，屈肘上举两手，抱于脑后，五指并拢，两手中指相接，两掌掌心掩耳，腿直；弯腰前俯，头置胯下，两手用力；两膝不得屈曲，足跟勿离地，舌抵上腭，鼻息调匀（图 9-9A、9-9B）。

**（七）工尾势（掉尾势）**

【原文】

1. 膝直膀伸躬鞠　　两手交推至地　　首昂目注　　鼻息调匀

2. 膝直膀伸　　推手至地　　瞪目昂头　　凝神一志

【动作姿势】

两足开立，与肩同宽，两膝伸直，弯腰前俯，直肘，推掌至地，掌心贴地，昂首瞪目，全神贯注（图 9-10）。（注：也有掌心向上者。）

### 三、少林内功

少林内功是一种运动量较大的室内练功方法，着重于腰腿（根基）的霸力和上肢的运动。少林内功的姿势很多，这里仅介绍其中的几个姿势。这些姿势可分别单独进行，也可连接起来相互变换进行。

**（一）伸臂撑掌势**

先做站势数分钟，然后叉腰的两手变俯掌（掌心向下），直肘后伸，腕背屈；四指并拢，拇指与四指约成直角，指背屈伸直；挺胸，使两肩向脊柱靠拢；沉肩，呼吸自然，不可屏气（图9-11）。可根据自己的身体情况，练习1~5分钟，若上肢疲劳时，可变换成双手叉腰，复成站势。

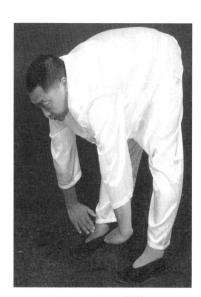 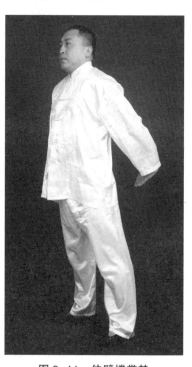

图9-10　工尾势　　　　　图9-11　伸臂撑掌势

本势是少林内功的基本裆势，练习时要达到"三直四平"，即臂直、腰直、腿直，头端平、肩平、掌平、脚平。

伸臂撑掌势可在站势时进行，也可在马步或弓步时进行。

**（二）前推八匹马**

（1）先做站势（也可势马步或弓步），叉腰的两手变成直掌（四指并拢向前，拇指向上与四指约成直角）于两胁待势（图9-12）。

（2）蓄劲于肩臂指端，两臂徐徐运动向前（偏内方）推动至肘直；掌与肩同高，臀略收，胸微挺，头勿盼顾，两目平视，呼吸自然（图9-13）。

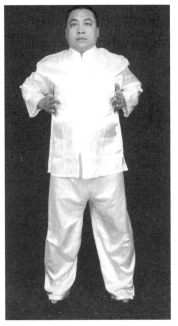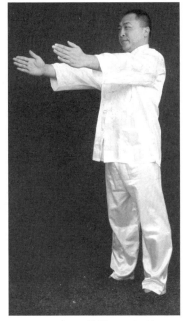

图9-12 前推八匹马势和倒拉
九头牛势的准备姿势

图9-13 前推八匹马势

（3）然后运动手臂，缓缓屈肘，收掌于两胁。

锻炼时可按上述动作来回推收3～5次。然后，将置于两胁之直掌化俯掌缓缓用劲向后下方按压，至肘直而成伸臂撑掌势。

在推掌或收掌时，下肢仍要使劲。

**（三）倒拉九头牛势**

（1）先做站势（也可做马步或弓步），叉腰的两手变成直掌于两胁待势（图9-12）。

（2）两臂缓缓前推，边推边使上肢内旋，推至肘直时正好拇指向下，四指向前，掌心向外（图9-14A）。

（3）屈指，由掌化拳，劲注于拳，拳心向外，拳眼朝地（图9-14B）。

（4）然后缓缓用劲外旋上肢，使拳心向内，拳眼向外上方。

（5）缓缓用劲（如拉九头牛势之劲）收拳至两胁。

（6）拳变直掌于两胁待势（准备势）（图9-14C）。

稍稍停顿后再重复上势动作如此可往返3～5次。然后，拳变俯掌缓缓用劲向后下方按压，至肘直而成伸臂撑掌势。

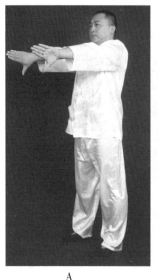
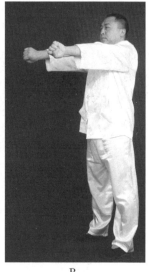
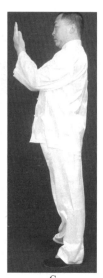

A       B       C

图 9-14　倒拉九头牛势

### （四）风摆荷叶势

（1）先做站势（也可做马步或弓步），叉腰的两手变成仰掌（掌心向上，四指并拢朝前，拇指外分与四指约成直角）于腰部待势（图 9-15）。

（2）用劲缓缓推动两掌向前，使两掌渐渐交叉（左在右上或右在左上），两仰掌之间距离 1~2 寸，至肘直时即缓缓用劲使两臂左右外分（图9-16A、9-16B）；肩、肘、掌须平，成直线，头如顶物，目须平视，呼吸自然。

（3）两臂仍伸直，慢慢内收至正前方，两掌交叉，左在右上或右在左上，然后缓缓用劲收两掌至腰部。

如此来回 3~5 次后，转成伸臂撑掌势。

### （五）霸王举鼎势

（1）先做站势（也可做马步或弓步），叉腰的两手变成仰掌于腰部待势（图 9-15）。

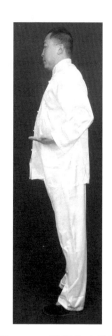

图 9-15　风摆荷叶势和
霸王举鼎势的准备势

（2）两掌用劲缓缓上托，过肩部时，徐徐内旋前臂，使掌心向上，拇指朝前，四指相对，如托重物；用劲缓缓上举过头，两目平视，头勿盼顾，下肢勿松（图 9-17A、9-17B、9-17C）。

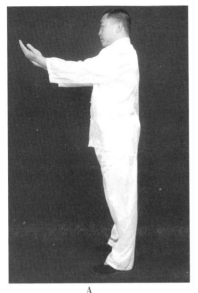
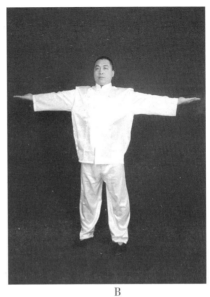

图 9-16 风摆荷叶势

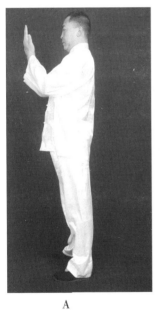
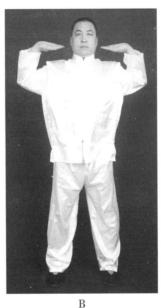
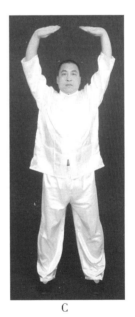

图 9-17 霸王举鼎势

（3）外旋前臂，使掌心朝后，四指朝天，拇指朝外，蓄力徐下，渐渐收至腰部仰掌（图 9-15）。

可如此来回 3~5 次后，转成伸臂撑掌势。

# 参考文献

［1］湖北中医学院．中医学概论．上海：上海科学技术出版社，1978.

［2］骆竞洪．实用中医推拿学．重庆：重庆出版社，1982.

［3］俞大方．推拿学．上海：上海科学技术出版社，1985.

［4］高树中．中医脐疗大全．济南：济南出版社，1992.

［5］刘公望．现代针灸全书．北京：华夏出版社，1998.

［6］薄智云．腹针疗法．北京：中国科学技术出版社，1999.

［7］沈雪勇．经络腧穴学．北京：中国中医药出版社，2003.

［8］严振国．正常人体解剖学．北京：中国中医药出版社，2004.

［9］李瑞．经外奇穴彩色图谱．北京：北京科学技术出版社，2005.

# 附录 鲁氏腹部推拿手法示意图

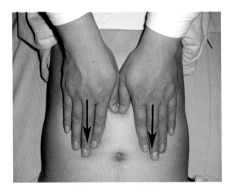

图 7-2-1 推法

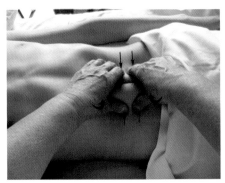

图 7-2-2 拿法

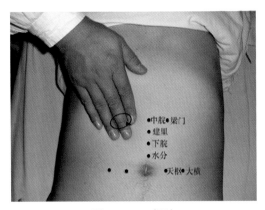

图 7-2-3 揉法

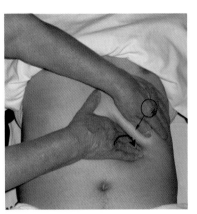

图 7-2-4 掏法

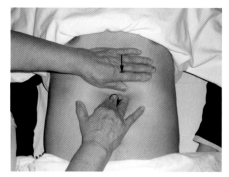

图 7-2-5　扒法

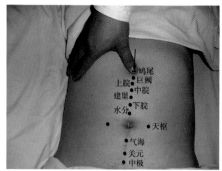

图 7-2-6　点法

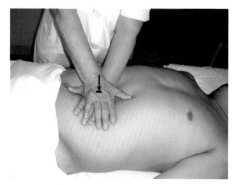

图 7-2-7　按法

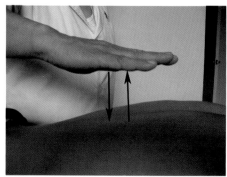

图 7-2-8　拍法

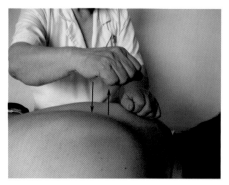

图 7-2-9　捶法

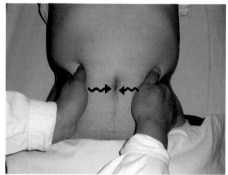

图 7-2-10　摇法

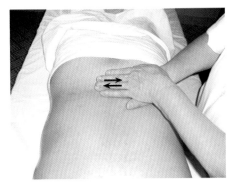

图 7-2-11　搓法

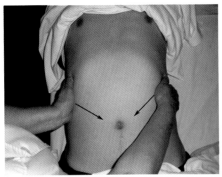

图 7-2-12　聚法

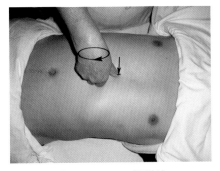

图 7-2-13　一指禅法

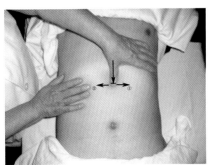

图 7-2-14　一指拨法

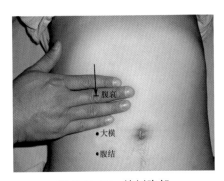

图 7-2-15　按侧腹部

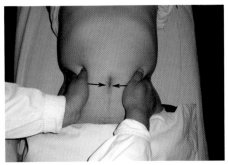

图 7-2-16　束腹法

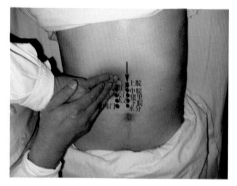

图 7-2-17 按上腹

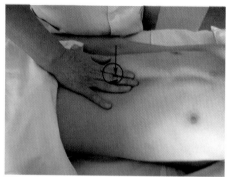

图 7-2-18 摩按上腹

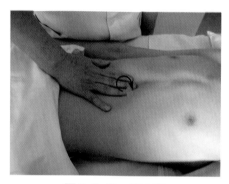

图 7-2-19 摩上腹

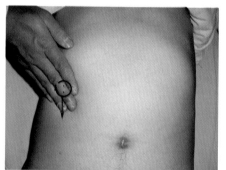

图 7-2-20 摩侧腹

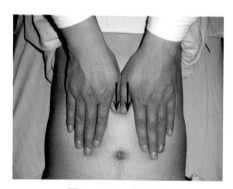

图 7-2-21 推上腹

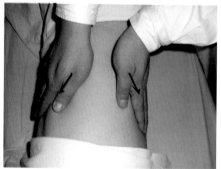

图 7-2-22 分摩季腹

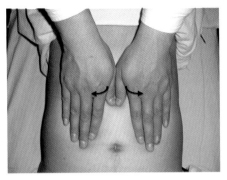

图 7-2-23 分推上腹

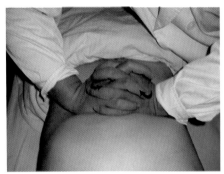

图 7-2-24 腹中挤推法

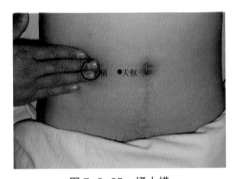

图 7-2-25 揉大横

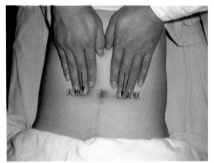

图 7-2-26 推天枢

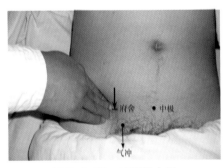

图 7-2-27 按髂骨内侧

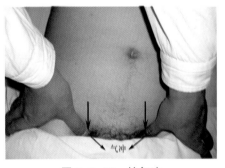

图 7-2-28 按气冲

请扫描上方二维码
观看推拿手法视频